歯科衛生士にも知ってほしい

かみあわせの本

中沢 勝宏 著

ペリオにも
かかわるの？

医歯薬出版株式会社

This book is originally published in Japanese
under the title of :

SHIKAEISEISHI-NIMO SHITTEHOSHII KAMIAWASE-NO-HON-PERIO-NIMO KAKAWARUNO?
(Lesson-book of Occlusion for Dental Hygienists-How is it related to Periodontology?-)

NAKAZAWA, KATSUHIRO
  Director of Nakazawa Dental Clinic

© 2014 1st ed.

ISHIYAKU PUBLISHERS, INC.
  7-10, Honkomagome 1 chome, Bunkyo-ku,
  Tokyo 113-8612, Japan

はじめに

　歯科の仕事は主に「痛みからの解放」，「咀嚼機能の回復」，「審美性の回復」です．この3項目はすべてかみあわせ，つまり咬合とかかわりが深いため，日常の歯科診療で咬合にかかわらない日はないでしょう．

　では，歯科衛生士の仕事ではどうでしょうか．歯科アシスタントというジャンルでは歯科医師とともに前述の3項目において咬合にかかわることが多いと思いますが，歯科予防処置や歯周管理というジャンルでは咬合は軽くみられがちです．それでなくても咬合という概念は何となくわかりにくくて，できれば避けて通りたいと思われがちです．でも，避けて通っていたら患者さんを幸せにしてさしあげられません．そこで本書です．

　本書は「症例編」「知識編」「実践編」と3編に分けて，少し難しいかもしれないと思える項目はコラムにして短い文章でまとめました．また，12の症例を挙げて，咬合の概念をとらえやすいようにしました．

　「症例編」では，咬合を治すことでこんなにも壊れてしまった口腔内をこんなに回復できるのだということをステップごとにお示ししてあります．本書に示してある症例はすべて私の症例ですが，始めから最後まで歯科衛生士がしっかりと患者さんのフォローをしていてくれたからできた仕事なのです．たとえば，ブラッシング指導，SRPから始まる歯周治療をきちんとこなすこと，患者さんと歯科医師との間に立って，歯科医師が行う病状解説の不足分や不明な点で患者さんが歯科医師に聞きにくい部分をより詳しく説明すること，患者さんが自分の将来に対して不安を抱いたときなどを察知して心の支えになってあげるなど，多くの事柄を行ってもらった結果としてできた治療なのです．このときに歯科衛生士が行ったフォローには咬合に対する知識がたくさん含まれていて，これらのフォローなしでは私が一人で行うことは到底できそうにありませんでした．中沢歯科医院の歯科衛生士は私が直接指導し，治っていく患者さんたちを直接目の当たりにしているために，自然に身につけることができましたが，それなりに時間がかかりました．歯科衛生士として歯科臨床を行うにあたって咬合を学びたいとお考えの方達が自分たちだけの力で勉強するのはなかなか大変だと思います．そこで，中沢歯科医院の歯科衛生士が咬合の臨床をどのようにみているかを調査してみました．その調査を元に作った項目が「実践編」のチェックポイントです．

　「知識編」は理解しやすいように多くの図を用いており，内容も必要最小限の項目に絞りました．そして，「実践編」は歯科衛生士が歯周病の診査時に行うテクニックや咬合の基本の診査とその結果に対する考察法，そして患者さんの心のケアについてわかりやすくまとめました．すぐに役立つと思います．

　最後に本書をまとめるに際して，多くのアドバイスをいただいた中沢歯科医院歯科衛生士，金光良子，山本倫子の両氏に感謝致します．

2014年9月

中沢歯科医院院長
中沢　勝宏

歯科衛生士にも知ってほしい かみあわせの本
ペリオにもかかわるの？
もくじ

症例編　みてみよう …………………………………………… 1

症例 1　過重負担と歯周病 ………………………………………… 2
症例 2　咬合性外傷によって抜歯を余儀なくされた症例 ………… 6
症例 3　過重負担を調整することで抜歯を免れた症例 …………… 10
症例 4　かみしめと違和感の症例 ………………………………… 14
症例 5　咬合のバランスが崩れて顎関節が崩壊した症例 ………… 18
症例 6　歯の喪失で生じた咬合崩壊の症例 ……………………… 22
症例 7　すれ違いの症例 …………………………………………… 26
症例 8　歯周病が原因で生じた咬合崩壊 ………………………… 30
症例 9　顎関節の変形が原因で生じた咬合崩壊 ………………… 36
症例 10　顎関節の関節円板の位置が不安定な症例 ……………… 43
症例 11　関節構造に破壊はないが，下顎頭の支持組織に緩みがある症例 ……… 46
症例 12　真の異常が発見されずに精神疾患扱いされている症例 ……………… 50

Column
補綴物の対合歯に気をつけて　9 ／「かむ」を感じる歯根膜　9 ／義歯，インプラントの場合　13 ／かみしめ癖の発見法　13 ／ガム転がし　25 ／「カチカチしてください」の不思議　29 ／かみあわせが高く感じると言われたら……　35 ／咬合紙の種類　55 ／かみあわせが低く感じると言われたら……　56

知識編　学んでみよう ………………………………………… 57

1. 顎関節と咬合 …………………………………………………… 58
1）咬合をドアに見立てると，顎関節は蝶番の役割を果たしている …… 58
2）顎関節部と咬合の関係はドアと蝶番よりも複雑 ……………… 59
3）関節包・関節円板・下顎頭の複合体 ………………………… 59
　（1）関節包　59 ／（2）関節円板　60 ／（3）下顎頭　60
4）どこでかみあわせたらよいのだろう ………………………… 61

2. 下顎位の種類 …………………………………………………… 62
1）最大咬頭嵌合位（中心咬合位） ……………………………… 62
2）タッピング位 …………………………………………………… 62
3）ゴシックアーチのアペックス ………………………………… 63
4）中心位 …………………………………………………………… 63
　（1）中心位の概念の変遷　63 ／（2）新しい中心位を機能解剖学的に考える　64

3. 下顎運動 ··· 65
   1) 開口運動 ··· 65
   (1) 単純開閉口運動　65 ／（2）後方限界運動とポッセルトフィギュア　65
   2) 接触滑走運動と誘導路 ··· 66
   (1) 誘導路（歯の接触滑走運動）について　66 ／（2）接触滑走運動　66 ／（3）前方滑走運動誘導路　67 ／（4）側方滑走運動誘導路　67
   3) 顆路 ·· 68
   4) 接触滑走運動における誘導路と顆路の関係 ··· 70
   (1) 前方誘導路　70 ／（2）側方誘導路　71 ／（3）イミディエイトサイドシフト (ISS) の影響　71

4. 咬合採得 ··· 72

5. 歯の形態 ··· 72

6. 筋 ··· 73
   1) 閉口筋群 ··· 73
   (1) 側頭筋　73 ／（2）咬筋　75
   2) バランスをとる筋群 ·· 76
   (1) 外側翼突筋　76 ／（2）内側翼突筋　77 ／（3）咬筋深部筋　77

実践編　チャレンジしてみよう ·· 79

| チェックポイント 1　ポステリアサポート ·· 80
| チェックポイント 2　閉口運動 ··· 80
| チェックポイント 3　フレミタス ·· 81
| チェックポイント 4　歯の動揺度 ·· 81
| チェックポイント 5　滑走運動 ··· 82
| チェックポイント 6　歯の圧痕 ··· 82
| チェックポイント 7　テンポラリークラウン ··· 83
| チェックポイント 8　インレー ··· 85
| チェックポイント 9　スプリントの取り扱い ··· 85
| チェックポイント 10　心身医学的アプローチ ·· 85

Design ／ solo　Illustration ／小笠原庸治，TDL，青木出版工房

症例編

みてみよう

症例 01　過重負担と歯周病

患　者：Tさん，50歳，女性
　　　　半年に一度，歯科医院に通院（口腔清掃，スケーリング）
初診日：2010年11月
主　訴：開口障害（2カ月ほど前から口を大きく開けられない）
所　見：・短い下顎頭→開咬（オープンバイト）．普通に閉口すると右側では $\frac{7}{7}$ だけ接触し，ほかは開咬となっている（図1）
　　　　・$\frac{7}{6}$ 周囲の骨の吸収（図2）
　　　　・右側顎関節の変形吸収（図3）
　　　　・過重な負担がかかり，保存の可能性が低いようにみえる
　　　　・歯周病特有の口臭
診　断：過重負担を伴う成人型歯周病

初診時

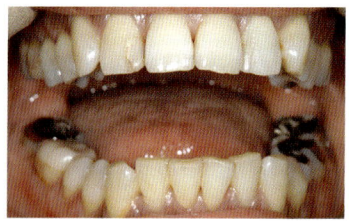
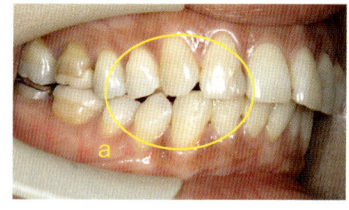
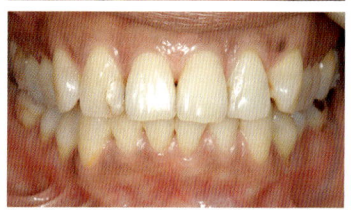
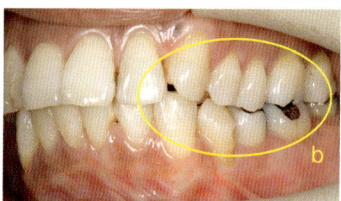

図1　初診時口腔内写真
開口障害があるので咬合面はみることができない．$\frac{7}{7}$ のみ接触し，ほかは開咬である（a, b）．見かけ上，歯肉は正常であるが，BOPがあり，成人型歯周病である．

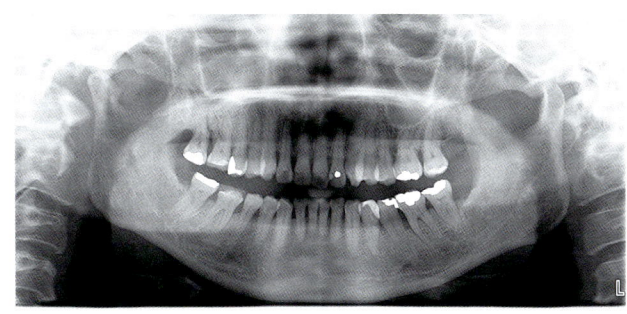

図2 初診時パノラマX線写真
全体的に骨レベルが下がっているが、とくに 7|6 周囲の骨は楔状欠損を呈している．

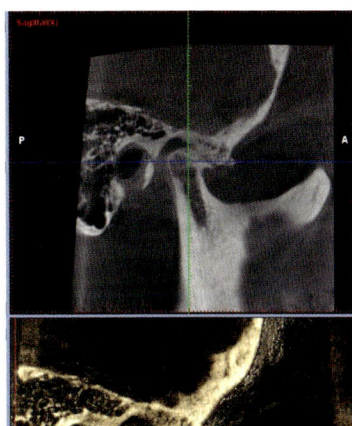
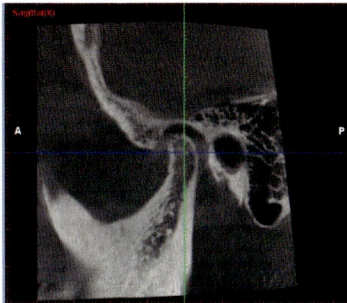
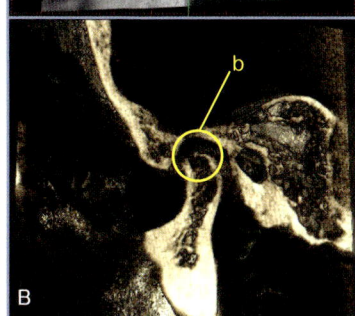

図3 術前顎関節部CBCT画像（A：右側，B：左側）
右側下顎頭は変形していてオステオファイトという鳥の嘴のような形をしている(a)．これは変形が始まってきた状態．左側の下顎頭は正常な形をしているが，下顎頭頂上あたりの下腿骨が吸収を開始して(b)，今後の不安定さを予感させる．
注）CBCT（歯科用コーンビームCT）

治療経過

初診	
7カ月後	顎関節症の治療と同時に歯周治療を開始する（図4）．患者の顎関節にあわせた咬合を作る．
1年後	全体でかめるようになり，上顎右側だけの過重負担は改善された．
2年後	銀合金製のテンポラリークラウン（暫間被覆冠）を，徐々に最終補綴に置き換えている（図5）．
3年後	7] だけでなく，|6 など保存が危ぶまれた歯の周囲の骨も戻ってきた（図6〜8）．

症例編　みてみよう

7カ月後

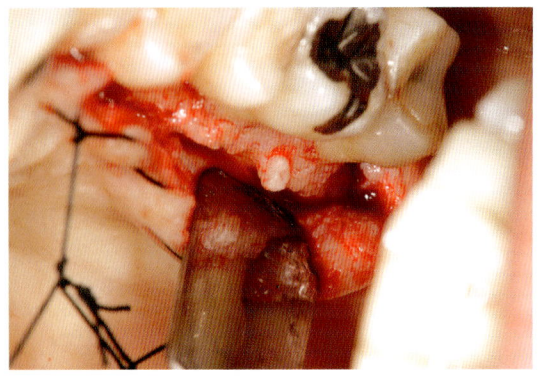

図4 歯周治療に伴う手術中の写真
骨の変形もあり,形態修正が必要だった.

2年後

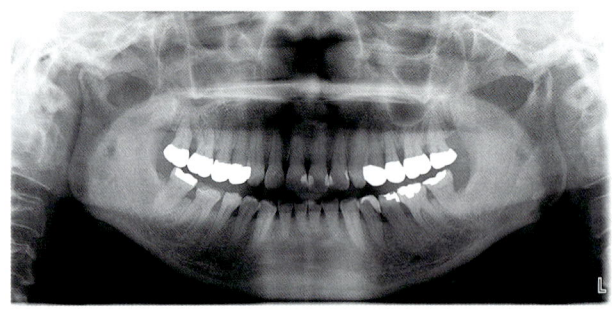

図5 パノラマX線写真
上顎臼歯部に銀合金製のテンポラリークラウンを装着して,過重負担のコントロールを始めた.危ぶまれた2本の大臼歯周囲の骨も戻ってきた.

3年後

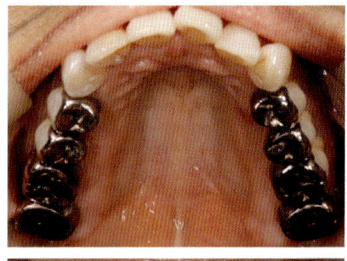

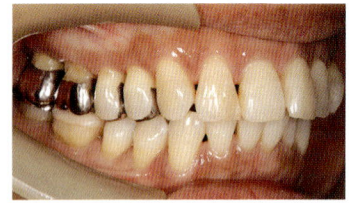 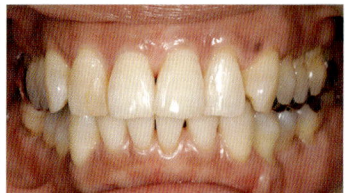 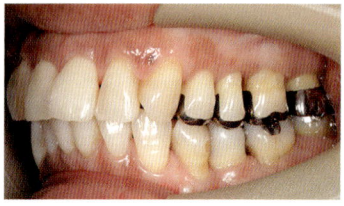

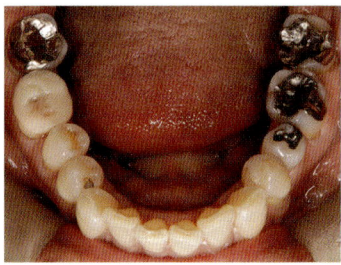

図6 口腔内写真
上顎のテンポラリークラウンで咬合を作り,経過観察中.口が完全に開くようになった.歯肉は安定している.

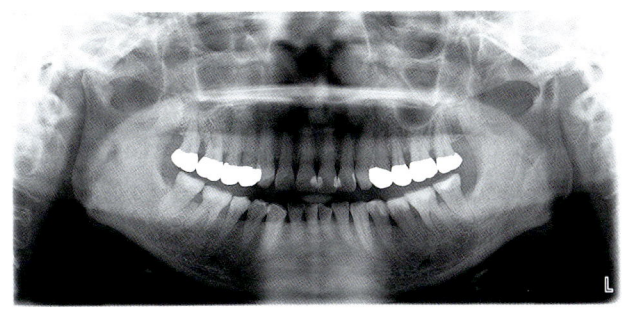

図7 パノラマX線写真
一時的にでも咬合の安定がはかれたことと，歯周管理の効果で歯肉の状態は良好．

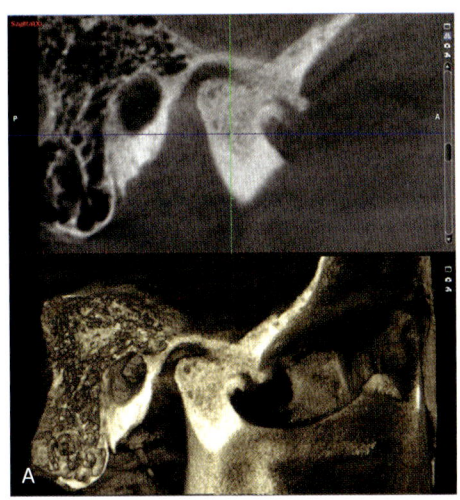 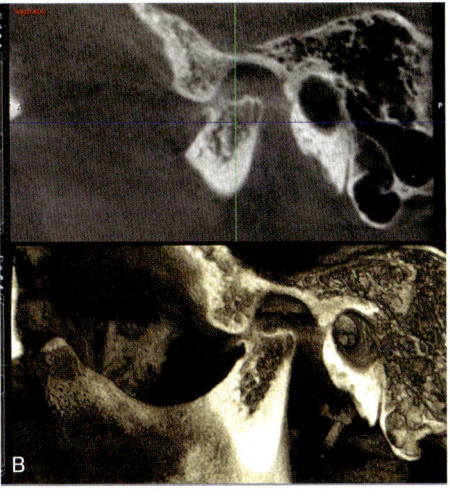

図8 経過観察中の顎関節部 CBCT 画像（A：右側，B：左側）
術前に比べて，術後は左右ともに下顎頭がつぶれていて大きく変化している．つぶれた分だけ開咬になる．依然として，下顎頭と関節結節の表面は緻密骨による被覆が不十分で，今後も変形が予想され，心配な部分．

> 患者さんは6カ月に一度のスケーリングを含む歯周管理を受けていましたが，変形性関節症のために咬合が変化して一部の歯に過重負担が生じました．その結果，歯周組織の破壊が生じましたが，顎関節治療と歯周治療を同時並行で行った結果，歯を失うことなく管理することができました．

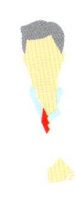
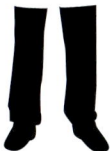

症例 02 咬合性外傷によって抜歯を余儀なくされた症例

患　者：Mさん，50歳，男性
　　　　矯正専門歯科医院を訪れた際，顎関節部の吸収変形を指摘された
初診日：2012年6月
主　訴：開咬
所　見：・左右の顎関節部で変形吸収，とくに右側で著しい吸収（図1，2）
　　　　　→ 7| に特別大きな力が加わった可能性あり
　　　　・7| の歯根膜腔の拡大はないようにみえる（図3）
診　断：咬合性外傷による局所的な成人型歯周病

初診時

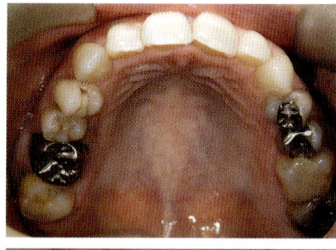
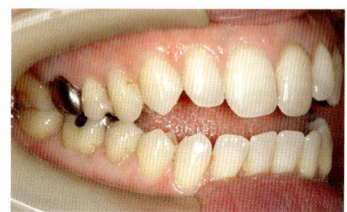
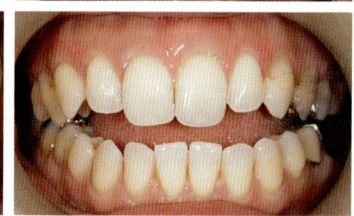
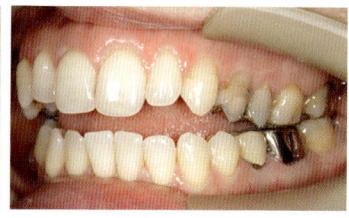
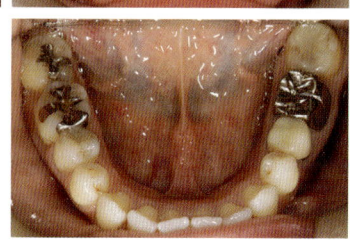

図1　初診時口腔内写真
左右ともに大臼歯部のみ咬合支持のある開咬．

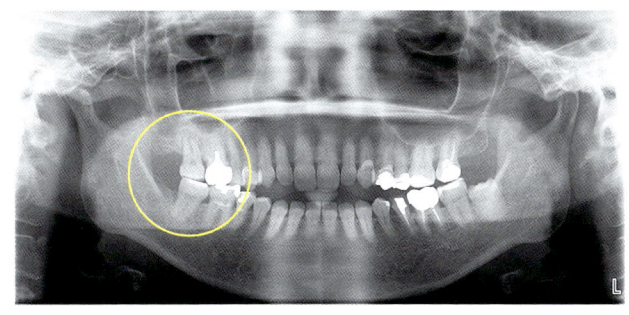

図2 初診時パノラマX線写真
7̲ の周囲骨が吸収している．

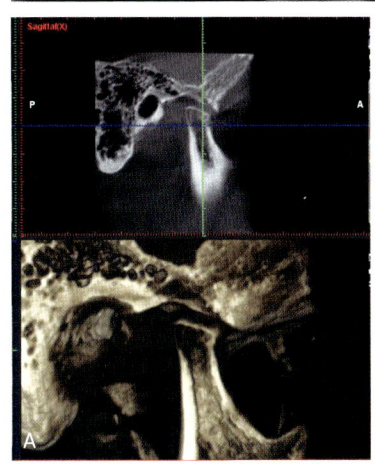
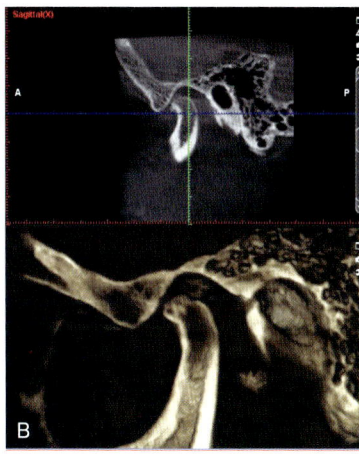

図3 初診時顎関節部CBCT画像（A：右側，B：左側）
右側下顎頭と関節結節の吸収像がある．しかし，すでに落ち着いていて緻密骨質で覆われている．

治療経過

初診	
4週間後	歯周治療もあわせて行う．
5週間後	精密検査をしたところ，7̲ 根尖部をはじめとして，周囲の骨が著しく吸収していることがわかる．
9カ月後	7̲ 歯周検査でも保存不可能と判断し，抜歯を行う．抜去歯は，頰側根周囲の骨が大きく損なわれ，肉芽組織が充満していた（図4）．
10カ月後	ほかの歯には重度の歯周病は存在せず，この歯だけ特異的に病変があった．顎関節部の変形吸収は安定している． 小臼歯の一部まで咬合できるようになる（図5）．
2年後	抜歯部位にはインプラントを埋入し，咬合分析の後に補綴を行った（図6）．

9カ月後

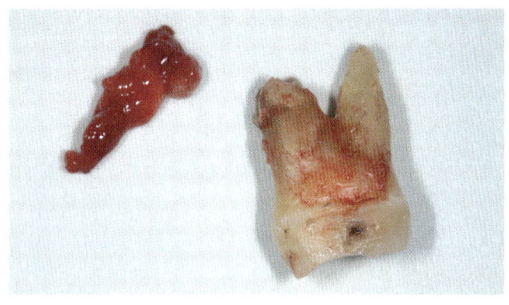

図4 抜去歯
右側関節部の変形により過重負担で 7̲ の支持骨は吸収し，保存不可能であった．抜去歯の周囲には肉芽組織が充満していた．

10カ月後

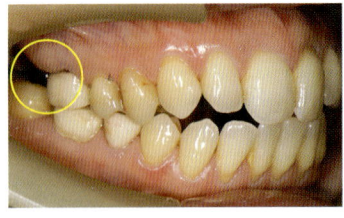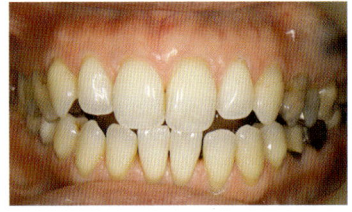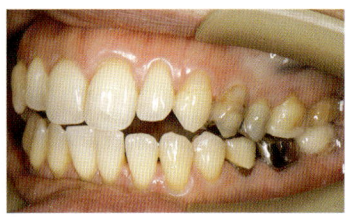

図5　抜歯後の口腔内写真
7⏌の抜歯と咬合調整で前歯部の開咬は落ち着いている．

2年後

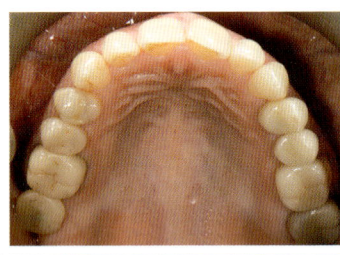

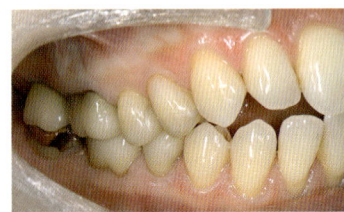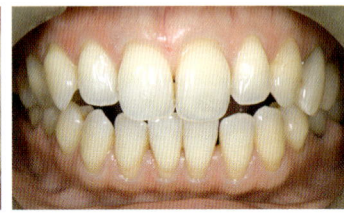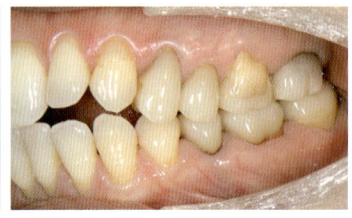

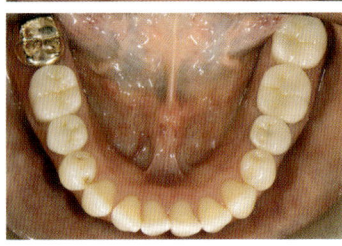

図6　2年後の口腔内写真
7⏌の抜歯部位にはインプラントを埋入し，咬合分析の後に補綴を行った．最小限の補綴処置で咀嚼できる面積は拡大した．

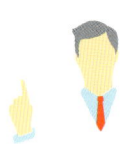

　以上2つの症例（**症例1，2**）は下顎臼歯部への過重負担によって，同一部位の歯周病に罹患しましたが，**症例1**は治療可能で**症例2**は保存不可能でした．口腔内の清掃状態は**症例2**のほうが清潔でしたが間に合いませんでした．
　この違いはどこにあるのでしょう．私の考えでは，歯周病の病型と患者さんの体質やここに至るまでの間に生じた出来事など多岐にわたる要素によるものだと思います．単に過重負担だけの問題ではなさそうです．
　次に歯周病で保存が厳しい状態であったにもかかわらず，通常の歯周治療に加えて過重負担を軽減させた結果，歯の動揺はあるものの長期間にわたって保存可能であった症例をみてみましょう．

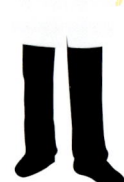

Column

補綴物の対合歯に気をつけて

　補綴物と対合歯の硬度が異なるときには，補綴物または対合歯が摩耗したり破折したりすることがあります．また，硬い補綴物同士の場合には，非常に硬いはずのセラミックスが破折してしまうことがあります．患者さんにかみしめたり歯ぎしりをしたりする癖がなければ，問題はないのですが，現代人はストレスとともに生活しているので，ストレスの増加とともにかみしめてしまうことが多いようです．きちんとした性格の方に多いようで，「歯を食いしばってがんばろう」と無意識にかみしめてしまわれるようです．
　やむを得ず硬さの異なる補綴物を選択せざるを得ないことがありますが，歯科衛生士さんも，このあたりに気をつけて注意をしてあげていただきたいと思います．また，定期検診の際には対合歯の摩耗などにも気を配っていただけたら補綴物がよい状態を保てると思います．

Column

「かむ」を感じる歯根膜

　かむという行為は，大脳と小脳が相互に働いて行われます．そのときの運動の制御には，歯根膜にある歯の接触感覚のセンサーと筋肉内にある筋肉の長さを測る筋紡錘が主な働きをしますが，義歯では粘膜が補助的なセンサーとして働くものと思われます．
　では，インプラント上に構築された歯列の場合はどうでしょう．顎骨内には圧力センサーがないので骨膜にある圧力センサーが感覚の補助を行い，徐々にこの感覚に慣れるとそれなりにかんだ感じが出てくるようです．
　しかし，基本的にはかんでいる感覚は歯根膜で感じていると解釈するのが一般的です．

症例 03 過重負担を調整することで抜歯を免れた症例

患　者：Tさん，65歳，男性
初診日：2007年3月
主　訴：5 4| の動揺，腫れ，痛み，|7 の動揺，前歯部の色調が気になる
所　見：・上顎右側第二小臼歯，周囲の骨が全く存在せず急性炎症（図1）
　　　　・上顎左側大臼歯の慢性炎症，近心の骨の吸収（図2）
　　　　・4| の近心・|5 の近心の骨の矢状吸収
診　断：成人型歯周病，一部急性発作

初診時

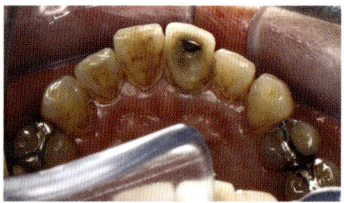
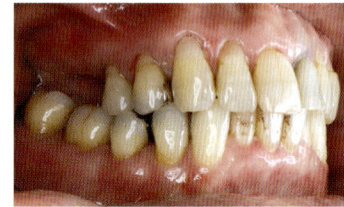
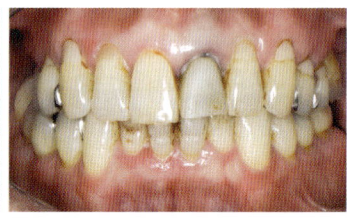
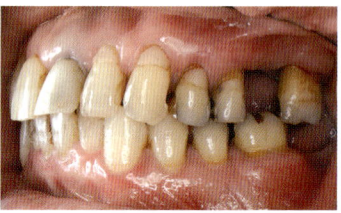
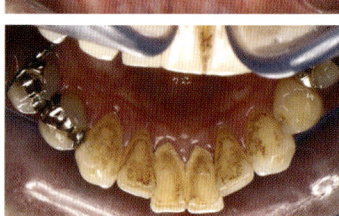

図1　初診時口腔内写真

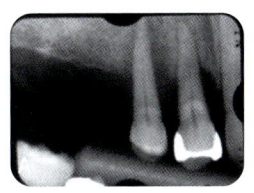 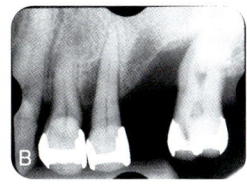

図2 初診時デンタルX線写真（A：上顎右側，B：上顎左側）

治療経過

初診	消炎処置を施す.
1カ月後	上顎右側の歯の固定を行う（図3）.
2カ月後	歯周治療に入り，イニシャルプレパレーション（歯周基本治療）の一環として骨吸収が著しく予後不良と判断された歯の抜歯を行う.
1年半後	イニシャルプレパレーションが終了した段階で，上顎左右側臼歯部にインプラントを埋入し，インプラントクラウンをセットする. 咀嚼機能が回復し，臼歯部のポステリアサポート（咬合支持，80頁参照）が強固なインプラントで得られ，側方歯群の小臼歯辺りの過重負担は飛躍的に改善した.
6年後	左右の小臼歯部の骨吸収は改善したが，歯根膜腔は拡大したまま．小臼歯の動揺は変化しないものの吸収は進んでいない状態（図4, 5）.

1カ月後

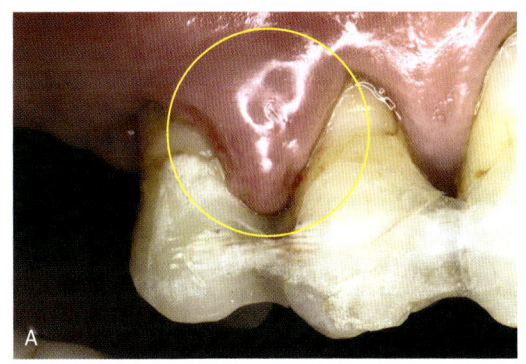 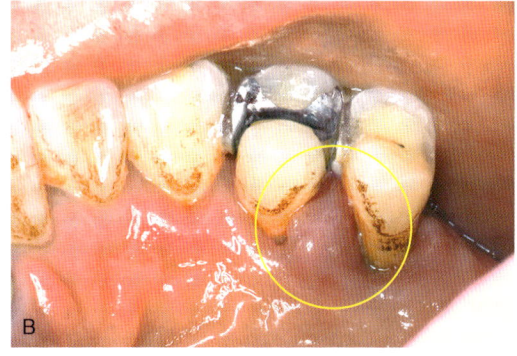

図3 上顎右側第二小臼歯（A：5|，B：口蓋側からみた 5|）
歯肉が腫れ，一部排膿している様子がわかる．応急処置として固定した．

6年後

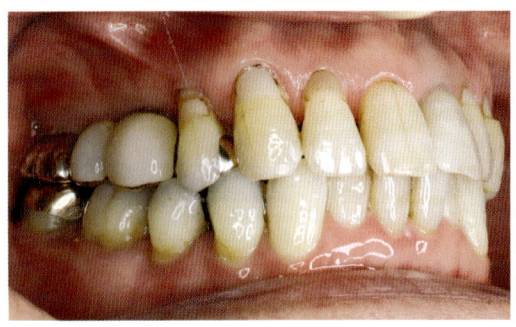 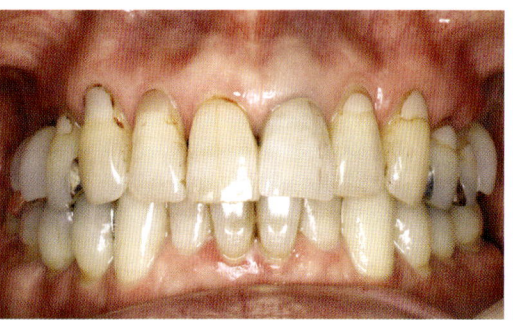

図4　歯周治療6年後の写真
全体的にきわめて安定している．4|45 に動揺はあるものの，機能はしている．

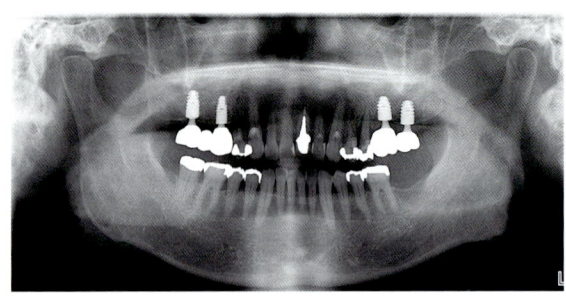

図5　歯周治療6年後のパノラマX線写真
4|45 の根は短く，歯根膜腔の拡大はあるものの問題ない状態で落ち着いている．

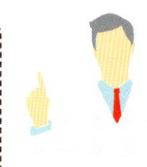

　こうしてみると，イニシャルプレパレーションとしてのプラークコントロールやルートプレーニングも大切ですが，その一環として"力のコントロール"，つまり過重負担の軽減がとても大切であることがわかります．
　咬合を知ることは，歯周治療の一部を知ることになるのです．

POINT!!　かみあわせ（咬合）と歯周病は間接的に関係がある！

Column

義歯，インプラントの場合

　義歯やインプラントによる咬合修復では，歯根膜反射による力の抑制が加わりにくいので，過大な力が修復物に加わることがあります．義歯の場合は床が粘膜に当たるので疼痛のために力が抑制されますが，インプラントの場合は力のフィードバックの元になる歯根膜センサーを欠いているので筋肉や対合歯の歯根膜からの情報で抑制が働きます．

　上下顎ともにインプラントの場合は筋肉からのフィードバックのみとなりますので，患者さんが慣れないうちは過剰な力が加わることがあります．

Column

かみしめ癖の発見法

　かみしめ癖のある患者さんの見極め方を伝授しましょう．簡単です．患者さんに次のクイズを出してみましょう．

　Q：一般的にヒトは一日 24 時間のうちで上下の歯が接触している時間はどのくらいだと思いますか？もちろん寝ているときも食事のときも含めます．
　　① 　10 時間以上
　　② 　5 時間くらい
　　③ 　1 時間以下

　このなかで選択していただきます．正解は 20 分以内なので③が正解です．かみしめ癖のある患者さんは①または②を選択します．かみしめ癖の習慣は顎関節症の発症にもかかわりますし，歯周管理にも重要な要素ですので覚えておきましょう．

　咬合の高さにこだわる患者さんの多くがこのかみしめ癖をもっていますので，怪しいなと思ったらこのクイズを出してみてください．

症例 04 かみしめと違和感の症例

患　者：Nさん，73歳，女性
初診日：2004年7月
　　　　　20年以上前に上下顎左右側の晩期残存乳臼歯を抜歯し，ブリッジを装着してからずっとかみあわせがおかしい感じがしていた．各地の歯科医院や病院を訪ねて咬合の治療をしてもらったが納得できない．また，覚醒時には常時歯の接触があるべきだと思っていた．左側胸鎖乳突筋に圧痛あり
主　訴：かみあわせがおかしい（かみあわせが低い気がする）
所　見：・下顎運動：開閉口運動は動きが悪く，すっきり開けない
　　　　　・被蓋が深く，上顎前歯によって下顎前歯が隠れている（図1）
　　　　　・咬頭嵌合位では左右下顎頭が下顎窩の後上方に位置している（図2）
　　　　　・そのほかには変形などの異常所見はなし
診　断：かみしめ力が強く，歯の接触時間も長いことから，少しの咬合違和感を通常よりも強く感じている．その結果の咬合違和感

初診時

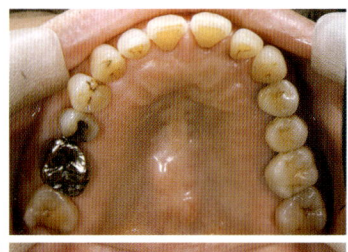
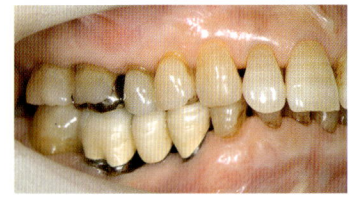
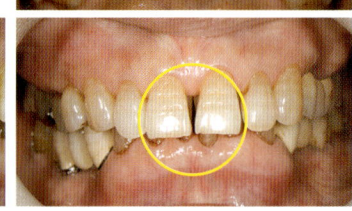
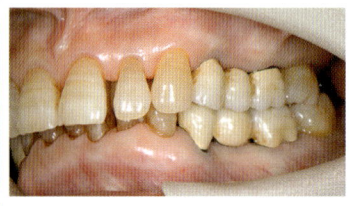
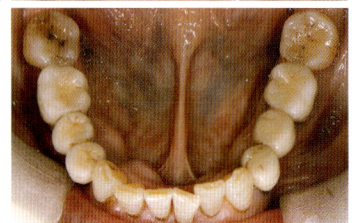

図1　初診時口腔内写真
咬合が深く上顎前歯に隠れて下顎前歯がみえない状態．側方歯群はとくに異常は見受けられない．

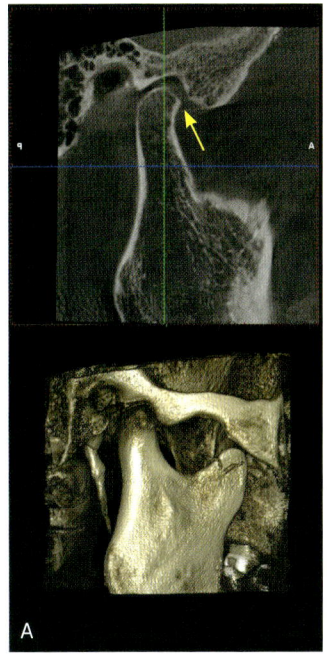
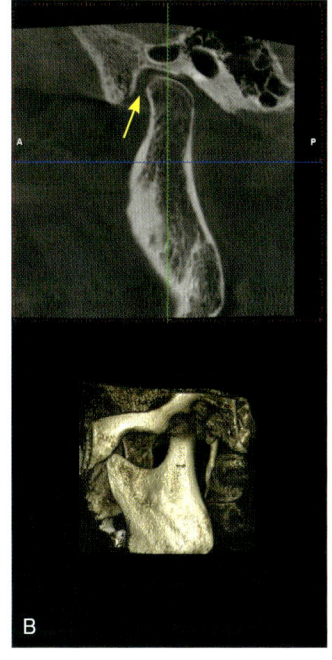

図2 初診時咬頭嵌合位での顎関節部CBCT画像（A：右側，B：左側）
骨の変形はないが，下顎窩内での下顎頭の位置が後上方に偏位している．この状態だと苦しく感じる患者さんが多い．

治療経過

初診	かみしめることの為害性を患者さんに説明し，セルフコントロール（ガム転がしなど，25頁参照）を促すが，難しいと感じている様子． 運動療法を施して夜間のみスプリントを装着する．下顎頭は正常な位置にある（図3，4） 中心位の概念に則った位置で咬合を作りなおす．
1年後	以前ほどではないが，かみしめの習慣は残っていて，少しの歯の接触関係でも気になる様子．そこで，上顎の補綴物の一部を金属で被覆し，上下の歯の接触感覚をソフトにした（図5，6）．

初診日，運動療法実施後

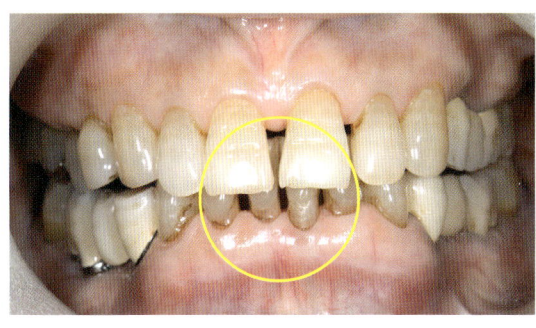

図3 運動療法実施後の閉口位
臼歯部は開咬状態だが，下顎前歯部の一部がみえるようになった．

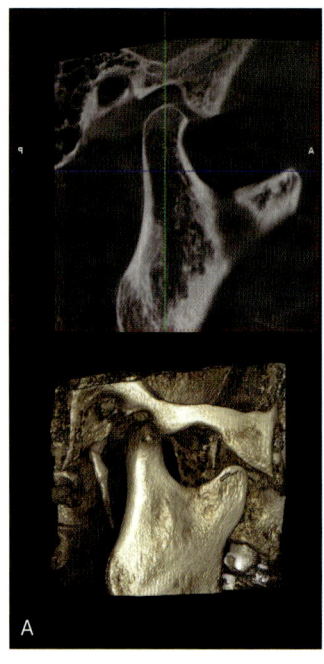
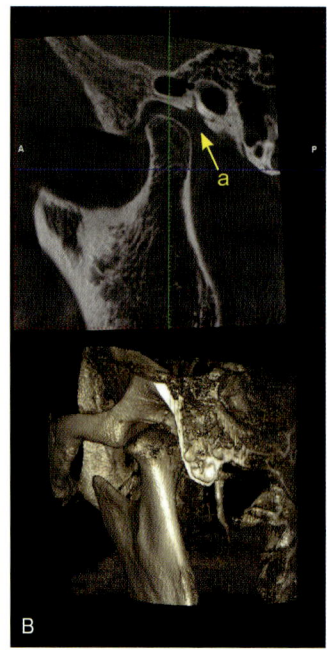

図4 運動療法実施後の顎関節部CBCT画像（A：右側，B：左側）
閉口位をスプリントで維持できるようにしてCBCTにて確認．図2と比べると，関節空隙（a）が拡大していて楽に感じる状態になっている．

1年後

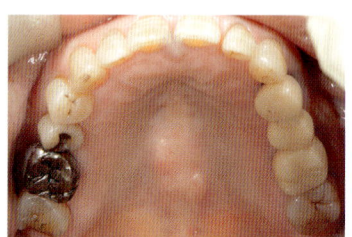
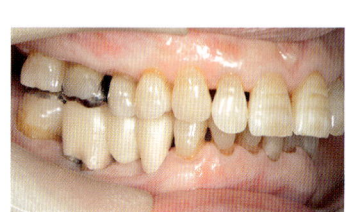
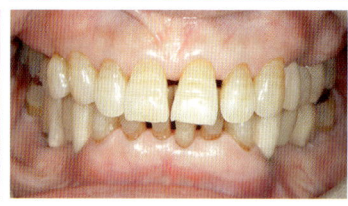
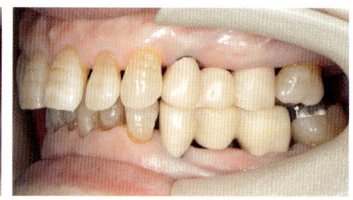
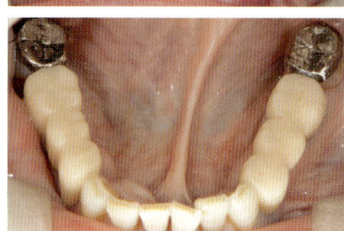

図5 1年後の口腔内写真
スプリントにて状態が安定していることを確認した後に，通常でもこの下顎位が維持できるように補綴治療を行った．

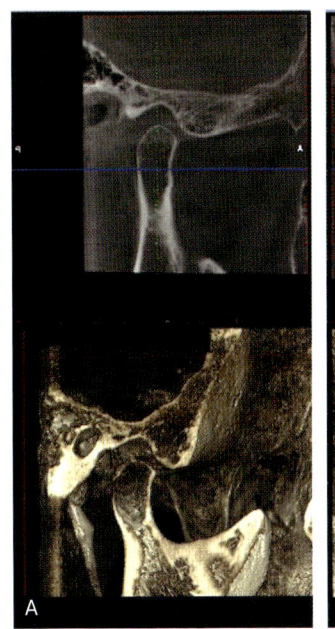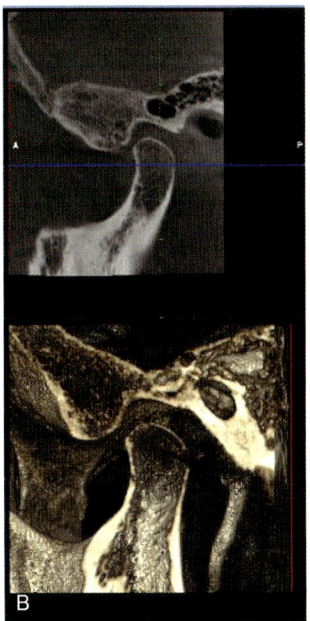

図6 1年後の顎関節部 CBCT 画像
（A：右側，B：左側）

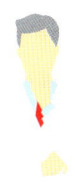
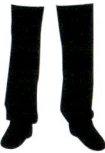

　現在では，安定していますが，仕事が忙しくなるとかみしめを感じるようで，時々接触のチェックのため来院されます．

症例編　みてみよう

症例 05 咬合のバランスが崩れて顎関節が崩壊した症例

▪ かみあわせの高さ

かみあわせが高く感じたり，低いと感じたりすることがあるでしょうか．かみあわせの高低は全体的なかみあわせの高さと部分的な高さとがあります．部分的な高さは新たに装着した補綴物の異常で高すぎる，または低すぎる場合に感じます．

1. 全体的なかみあわせの高さ

全体的なかみあわせの高さの異常感は，主に総義歯の装着時に発生します．かみあわせの高さの基準はとくにありませんが，顔貌や自然な閉口時の口唇の接触感などを基準にしている場合が多いようです．ときには発音時の歯の接触感を元にして，高さを決定することもあるようです．生理学的にはかみあわせの高さの変化に対してヒトは上下6mm程度までは順応できるといわれています．

したがって，通常は義歯に対して患者さんは徐々に適応し，違和感を感じなくなります．ただし，総義歯では咬合高径以外に違和感に関与する要素がとてもたくさんあるので，患者さんが「かみあわせの高さが変に感じる」と訴えたときには，床縁の設定や義歯の安定性などみるべきポイントがたくさんあります．

クラウン・ブリッジで全体的な高さの異常は滅多に生じません．あるとすればフルマウス・リコンストラクション（全顎的補綴）の装着後ですが，何度も試適するので，ほとんどないでしょう．

最近では，無歯顎におけるインプラント埋入後，機能回復時に発生することがありますが，多くはすぐに適応します．しかし，あまりにも高すぎて通常の発音時にも上下の歯が激しく衝突することがあるかもしれません．

2. 部分的なかみあわせの高さ

総義歯の場合には部分的な高さの異常は閉口時に義歯が安定しないとか，床下粘膜の疼痛や潰瘍として現れます．この原因の多くは咬合採得の失敗です．

クラウン・ブリッジでのかみあわせの高さの狂いは顎関節症発症や，歯の過重負担の原因になります．

部分的な高さが変に感じる場合は，実際に補綴物が高すぎるか低すぎることが多いようです．

いずれにしても，かみあわせの高さの違和感を訴える患者さんは基本的にかみしめ癖がある方がとても多く，わずかな咬合の変化にも敏感に反応します．反対に，かみしめ癖が全くない患者さんでは，気がつかない方がほとんどです．

【片側の臼歯の咬合の高さが変だとどうなる？】

片側の臼歯部の咬合が高い（あるいは低い）と，かみしめがある患者さんの場合は低い側の下顎頭（顎関節部の関節頭）が後上方に偏位してしまいます．一時的なら元に戻りますが，かみしめたままでいると下顎頭が後上方に偏位したその位置で固定してしまいます．すると，見かけ上の咬合の高さは左右一緒になり，患者さんも術者も気がつかないということが生じます．たとえば，ブリッジをセットしてわずかに高いとしても，一週間後のチェック時には左右の高さが一致していたということを経験します．でも，それは慣れたのではなく，低い側の下顎頭の位置が後上方に偏位したためです．このことが原因で顎関節症の症状が出ることがあります．ときには関節の破壊につながることもあります．

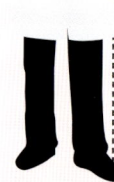

患　者：Eさん，58歳，女性
　　　　└6 を抜歯後ブリッジにしたが，一度では成功せず，再製作してセットした．その頃から右側咬合があわず，右側でかめなくなった．顎の痛みと頭痛が始まる．担当医は咬合調整を繰り返したが回復しないので，左側ブリッジを撤去した．その後，紹介されて当院を来院
初診日：2013年9月
主　訴：右側の顎が痛くてかめず，かんだ後も痛みがひどくてつらい
所　見：・└6 欠損（図1）
　　　　・発症の原因は過去に装着した左側ブリッジ
　　　　・右側顎関節部に自発痛あり．関節雑音はない
　　　　・右側顎関節部，右側側頭筋，左右内側翼突筋，右側胸鎖乳突筋への圧痛あり
　　　　・開口初期に右側顎関節部に運動痛あり
　　　　・開口運動は右側の下顎頭の動きが悪い
　　　　・精神的には問題ない
　　　　・左側顎関節部では関節結節と下顎頭が変形（図2，3）．下顎頭には骨囊胞あり（図3）
診　断：左右顎関節部変形性顎関節症．とくに右側は現在進行中の吸収変形

初診時

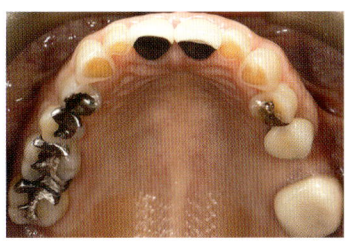
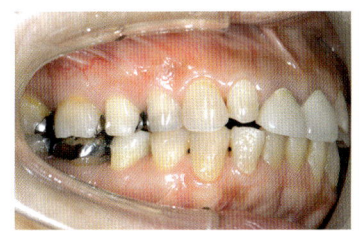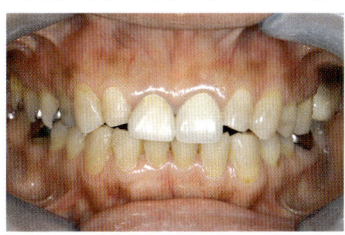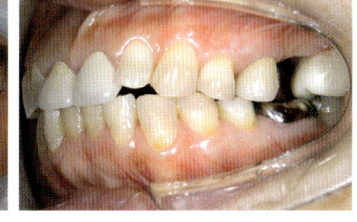
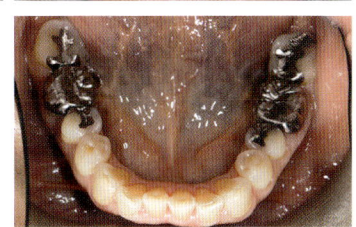

図1　初診時口腔内写真

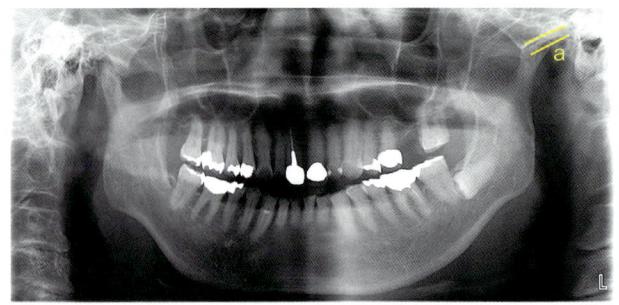

図2 初診時パノラマX線写真
顎関節部は左右ともに変形があり，左側は関節結節部も下顎頭部もフラットな面（a）．症状のある右側の関節結節後壁部は通常の形態だが下顎頭部は前上方が凹凸不整．

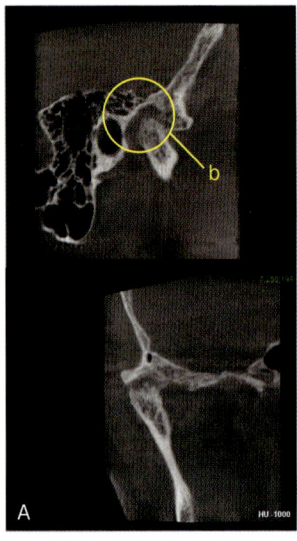
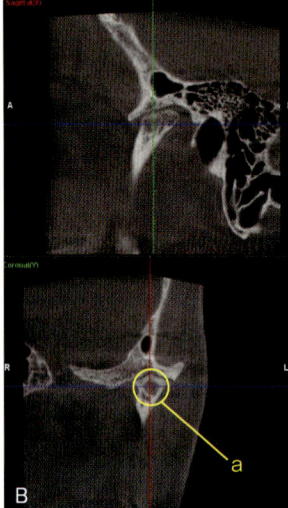
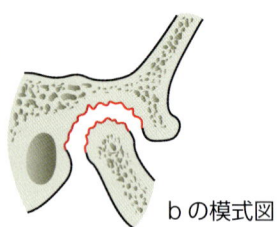

bの模式図

図3 初診時顎関節部CTBT画像（A：右側，B：左側）
左側顎関節部では関節結節と下顎頭が変形している．下顎頭には嚢胞ができている（a）．かなり以前に関節が変形し，それがすでに落ち着いていることを示している．しかし，右側では下顎頭も関節結節後壁もギザギザになっていて（b），今まさに吸収変形が生じている瞬間であることがわかる．

治療経過

初診	病状説明
	顎関節部の安静をはかるためスプリントを装着する． かみしめ防止としてセルフコントロール（ガム転がしなど）を促す． 開口訓練で滑液循環をはかる（＊ただし，この時点での滑液は炎症性なので骨の破壊につながるがやむを得ない．負荷のコントロールができて時期がくれば治まる） 骨吸収を抑えるための投薬（テトラサイクリン，ビスフォスフォネート）はリスクがあるので，この症例ではあえて使用しない．
6カ月後	下顎位がどんどん変化してきている（図4，5）．今後の閉口位は関節の形態が落ち着いてから決まってくる．

6カ月後

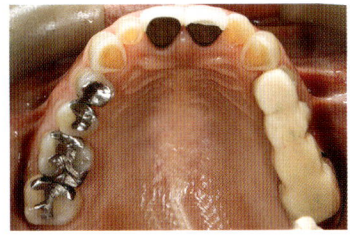
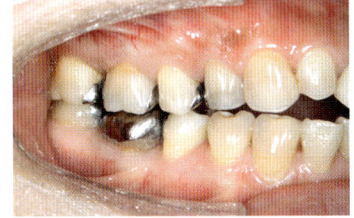
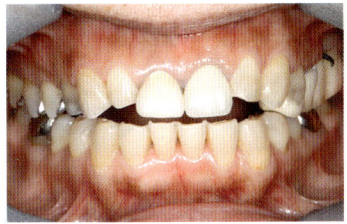
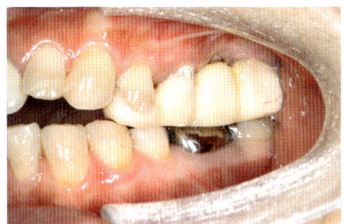
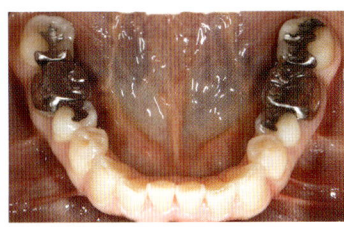

図4　6カ月後の口腔内写真
下顎位がどんどん変化してきている．今後の閉口位は関節の形態が落ち着いてから決まってくるだろう．

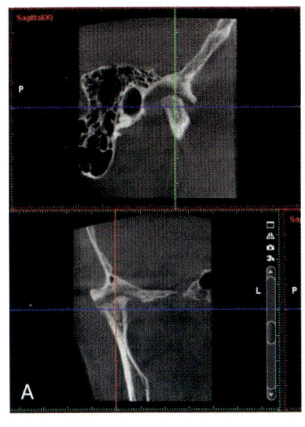
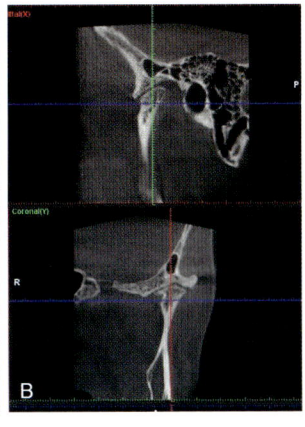

図5　6カ月後の顎関節部CTBT画像
（A：右側，B：左側）

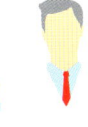

　上顎左側に装着したブリッジの高さが異常に高かったことによる咬合性外傷で，咬合痛を発症したものと思われます．通常は高いブリッジが装着された場合には，単にブリッジ以外の歯が接触せずに食事がしにくいとか，違和感を感じて担当医に削合を依頼するものですが，残念ながらなかなか改善しなかったケースでしょう．患者さんは努力家なので，一生懸命かもうとして，その結果，右側顎関節部に負荷が加わって，ついには顎関節の骨が破壊されてしまったのです．
　片側の咬合が高いと対側の関節に，異常な負荷が加わることを覚えておきましょう．

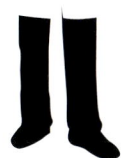

症例 06 歯の喪失で生じた咬合崩壊の症例

> **患　者**：Tさん，66歳，女性
> **初診日**：2012年8月
> **主　訴**：食事ができない
> **所　見**：・前歯部のブリッジの破損や齲蝕により，臼歯部の咬合接触がなく食事ができない状態（図1，2）
> 　　　　　・顎関節部の症状はない
> 　　　　　・齲蝕と歯周病による歯の喪失と予測
> **診　断**：前歯部ブリッジの破損，下顎右側臼歯部が欠損している状態で，咬合崩壊

初診時

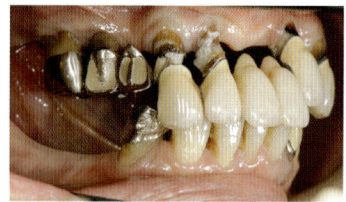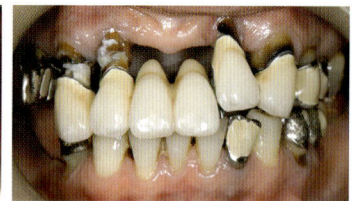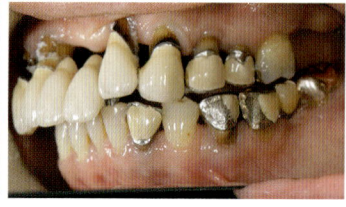

図1　初診時口腔内写真
重度齲蝕と歯周病によってボロボロになった口腔内．食事ができる（接触できる）対合関係がない．咬合崩壊の状態．

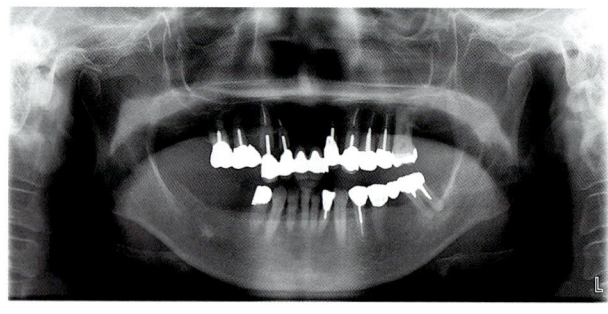

図2　初診時パノラマX線写真
X線写真をみても，対合関係がなく，咬合崩壊であることがわかる．

> **？ 咬合崩壊**
> 　歯の喪失や顎関節の形態変化などで咀嚼機能や閉口位不安定，下顎位不安定が生じ食事がとれなくなることがあります．このような状態を咬合崩壊といいます．

治療経過

5カ月後	前歯部の崩壊したブリッジが邪魔で閉口できないと考え，ブリッジの除去を予定．前歯部のため審美性も必要となるため，あらかじめ前歯部がない状態で装着できるように即時義歯を製作．ブリッジ除去とともに支台歯を整理して即時に義歯を装着する（図3，4）． 残根歯はコンポジットレジンで根面処理をして，将来の処置に対する備えとして抜歯をせずに保存する（→抜歯をすると急速に骨吸収するため）．
6カ月後	予後不良と判断された上顎右側大臼歯の抜歯，TBI，歯周治療，歯内療法などのイニシャルプレパレーションを実施する．
7カ月後	予後を見通せるようになったので咬合治療の計画を立てる．上顎前歯部と右側臼歯部にインプラントを埋入し，左側臼歯部はクラウン・ブリッジによる咬合回復をはかることにする．
8カ月後	インプラント埋入と歯周外科治療終了（図5，6）．
1年3カ月後	最終処置後の口腔内（図7，8）．崩壊した咬合は完全に治り，咀嚼機能も回復して何でも食べられるようになった．

5カ月後

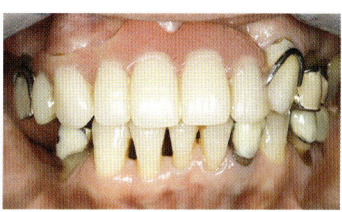
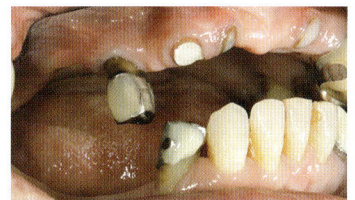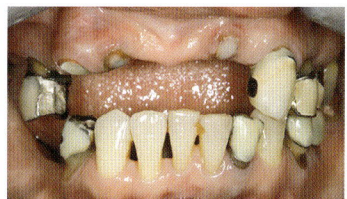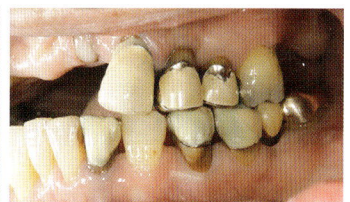

図3　5カ月後の口腔内写真

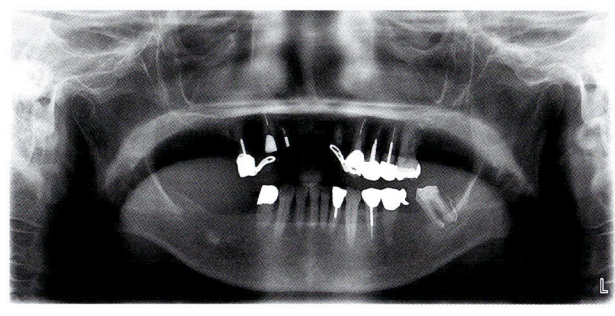

図4　5カ月後のパノラマX線写真

8カ月後

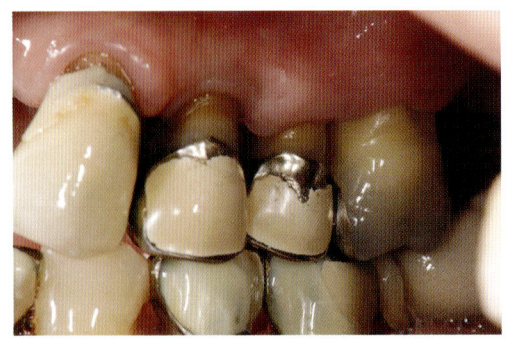
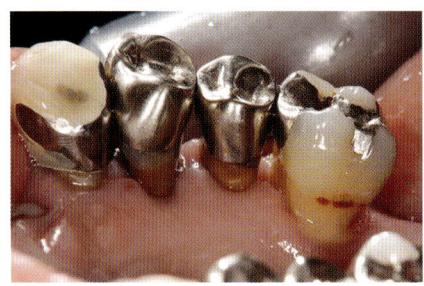

図5　歯周治療終了後の口腔内写真

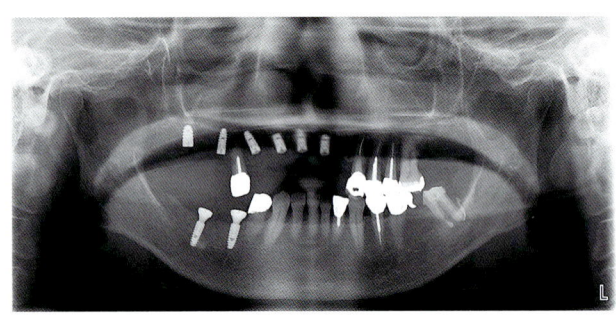

図6　インプラント埋入後のパノラマX線写真

1年3カ月後

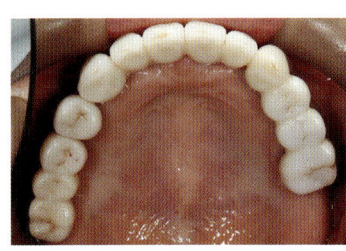
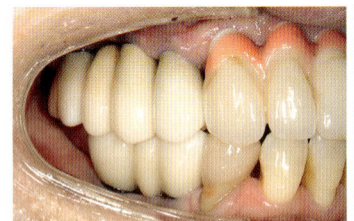
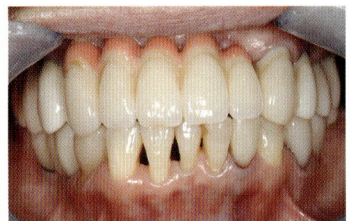
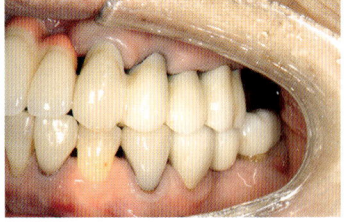
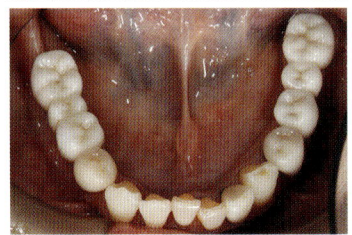

図7　1年3カ月後の口腔内写真
審美性と臼歯部のポステリアサポートが得られたので，何でも食べられるようになった．

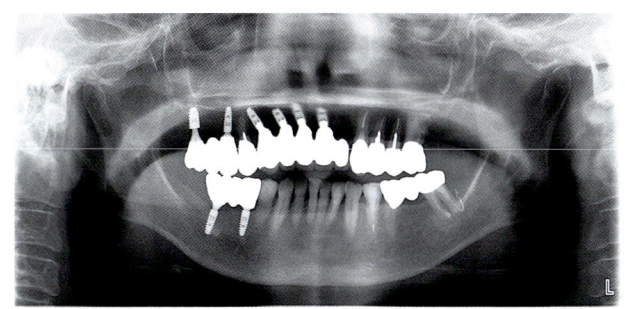

図8　1年3カ月後のパノラマX線写真

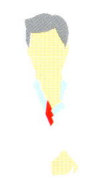

10年間以上も好きなものを食べられずに苦しんでいらっしゃったのですが，治療を始めて1年3カ月後には，何でも食べられるようになり，とても喜んでいただけました．

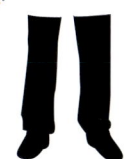

Column

ガム転がし

　顎関節症や咬合不具合を訴える方のなかには上下顎の歯の接触時間が長い，または常時接触しているのが正常と思われている方が多いように思えます．このような方々に「少なくとも目が覚めているときには上下の歯が接触しないように気をつけてくださいね」などとアドバイスしてもセルフコントロールできないのが普通です．生まれ育ったときからの習慣であったり，ストレスで思わずかみしめてしまったり……さまざまな原因でかみしめてしまいますよね．読者のみなさんも経験があると思います．

　かみしめ習慣防止のためにいろいろな方法が試されています．たとえば部屋のあちこちにリマーカーとよばれる付箋に「歯を離しましょう」などと書いたものを貼り付けて，目にとまるたびにかみしめていないかどうかを確認するという方法があります．それでうまくコントロールできていないときには，患者さんの能力不足として処理することになってしまいます．患者さんは悩んでいらっしゃるのに，さらに悩みを増やしてしまうことにもなりかねません．

　そこで，もっと簡単にできる効果的な方法をお教えしましょう．

　粒ガムを普段どおりかんでいただきます．軟らかくなったら，舌でガムの塊をボール状に丸くします．その塊を前歯部口蓋と舌の間に挟んでおくだけです．一日中挟んでおいてくださいなどと拷問は言いません．かみたくなったらもちろんかんでいただいて大丈夫です．要するに上下顎の顎が動いていることが大切なのです．かむという動作も必要なことですが，上下の歯が接触するほど強くかんでいないほうがよいということです．軽く転がすようにかんでいるといろいろ楽になります．

　まずはご自分で実行してみて，できそうだったら患者さんにすすめてみてください．

症例 07 すれ違いの症例

> 患　者：Hさん，60歳，男性
> 初診日：2005年2月
> 主　訴：食事がしにくい，気がついたら顔が歪んでいた
> 所　見：・上下顎前歯のごく一部のみ接触（図1）
> 　　　　・下顎前歯はかなり短くなっている（図1）
> 　　　　・残存臼歯の挺出（図1）
> 　　　　・左右の咬合平面に傾斜あり（図2，3）
> 　　　　・義歯は装着されているが，咬合を支える働きはしていない．飾りの義歯となっている
> 診　断：すれ違い咬合

初診時

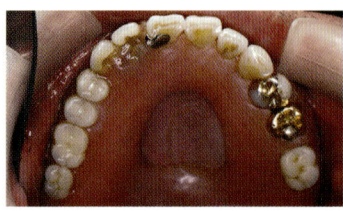
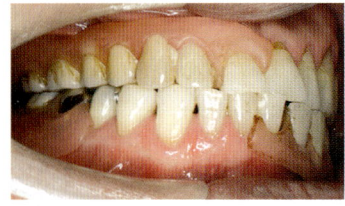
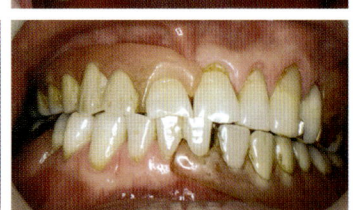
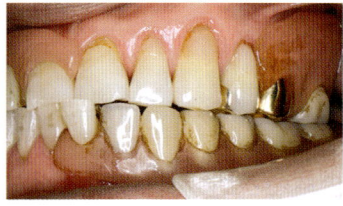
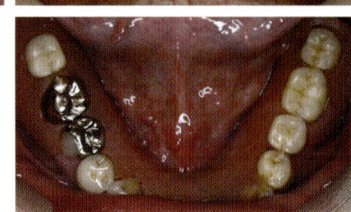

図1　初診時口腔内写真

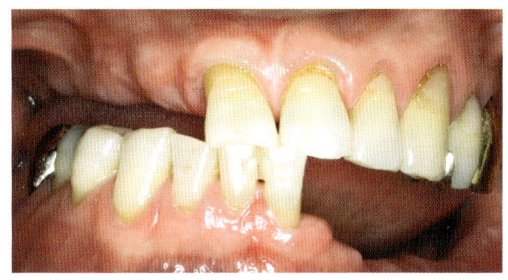

図2　義歯を外した正面観

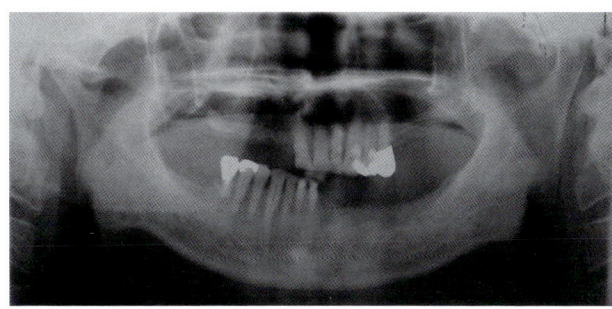

図3　初診時パノラマX線写真
咬合がすれ違いになっているために，咬合平面が斜めになっている様子がよくわかる．このような状態になった原因の一つに考えられることは，右側顎関節部の変形．右側の下顎枝と下顎頭の長さが左側に比べて極端に短いのがよくわかる．

治療経過

初診	臼歯部での咬合力のサポートとそれによる咬合平面の補正が必要である旨を患者さんに説明し，義歯によるサポートでは不十分なので，数本のインプラントによるサポートが好都合であることを理解いただく．
4カ月後	数回に分けてインプラント埋入手術を行う（図4）．
	歯周治療を行いながら，インプラントのオッセオインテグレーション（骨とチタンが完全に結合すること）を待つ．
10カ月後	テンポラリークラウンを装着し，咬合平面を調整する（図5）．このときの閉口位は左右の下顎頭が中心位にあるときで，再現性があるので，最終補綴でも患者さんは同じ感覚で閉口できる．
1年後	左右臼歯のサポートが得られたので，最終補綴に入る．このときの閉口位は左右の下顎頭が中心位に存在しているとき．
2年後	補綴物装着から約1年後の口腔内写真とパノラマX線写真（図6，7）．

4カ月後，5カ月後

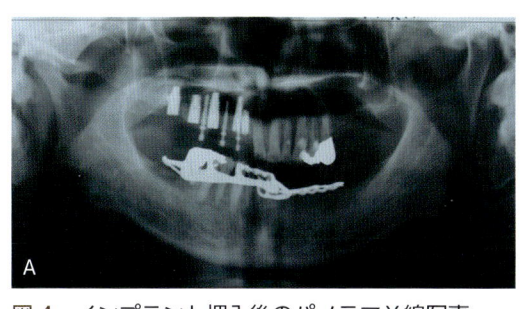
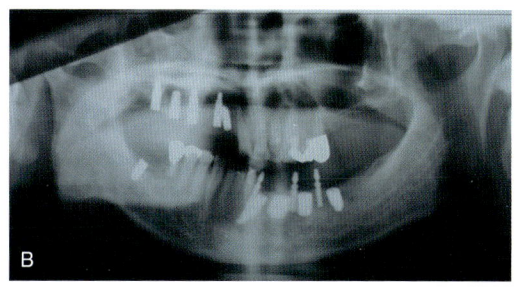

図4　インプラント埋入後のパノラマX線写真
A：インプラントが安定するのには，上顎のほうが時間が必要であるといわれているので，上顎から埋入する．すれ違いを防ぐために上顎右側に埋入する．
B：前回治療から1カ月後に下顎臼歯部に埋入する．インプラント間にある細いインプラントは暫間の咬合支持に用い，最終的には撤去する．

10 カ月後

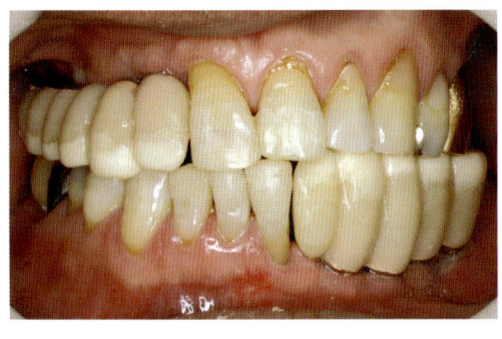

図5　テンポラリークラウン装着後
インプラントが安定したところで，テンポラリークラウンを装着する．顔面の水平と一致するように咬合平面を調整する．

2 年後

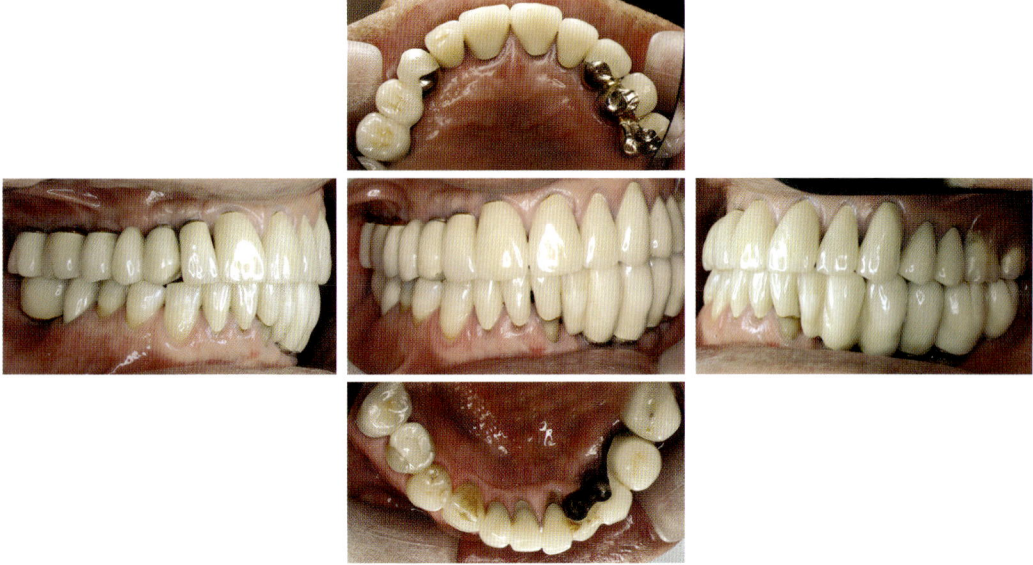

図6　最終補綴装着から1年後の口腔内写真
ポステリアサポートを確実にするために上顎左側に追加でインプラントを埋入して，最終補綴に入る．テンポラリークラウンの装着期間に下顎位を中心位で閉口できるようにした．その結果，上下顎の正中線が一致した．上顎左側臼歯部には，インプラント上で安定する義歯が装着されている．

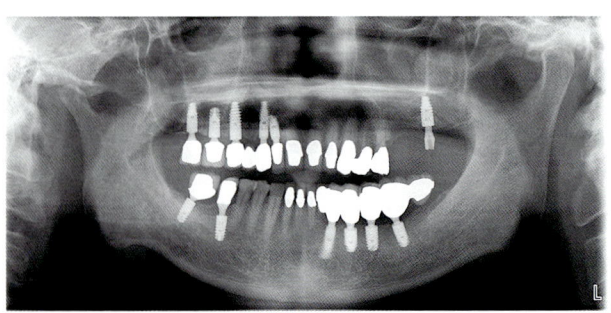

図7　最終補綴装着から1年後のパノラマX線写真
追加で埋入した上顎左側のインプラント．

咬合崩壊のために歪んでしまった顔貌も元に戻り，患者さんは食事が楽しみになったとおっしゃっています．患者さんは遠方からの通院なので，普段のメインテナンスは信頼のおける患者さんの自宅近くの歯科医院に通っていただいております．

この症例に対峙する際のポイントとしては，左右の下顎頭を中心位に位置させることです．患者さんは慣れる努力をせずにすぐにかめるようになることと，テンポラリークラウンでの閉口位と一致させることで，その結果，術者も患者さんもストレスなく咬合を作ることができます．

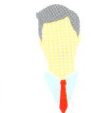

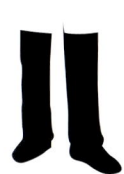

Column

「カチカチしてください」の不思議

咬合をチェックするときに患者さんにお口を閉じてくださいと申し上げると，反射的にカチカチとタッピングする方がいらっしゃいます．不思議に思って患者さんに伺うと「今までの歯医者さんではカチカチしてくださいと言われたので，そのようにしたほうがよいと思いまして……」という答えが返ってきました．きっとこれは早期接触の発見のために行っていることなのだと推測しました．しかし，実際のところはタッピング運動では早期接触の発見はできません．なぜなら，患者さんは咬合紙を挿入したほうに下顎をシフトさせてタッピング運動をすることが多いからです．しかも，動きが速いので正しい位置でタッピングしているかどうかの把握ができません．これでは意味がありませんね．私はこの「カチカチしてくださいね」式の咬合チェック法でわかる情報は少ないと考えています．

症例 08 歯周病が原因で生じた咬合崩壊

患　者：Jさん，53歳，女性
　　　　1年前から左側臼歯部がグラついてきた．歯科医院には通院していたが，3年前から通院を中断．2本の歯が自然に抜けてしまった
初診日：2005年9月
主　訴：左側臼歯がグラグラして痛みがあり食事ができない．下顎前歯もグラグラする
所　見：重度の歯周病（図1，2）
診　断：成人型歯周病，チャレンジケース

初診時

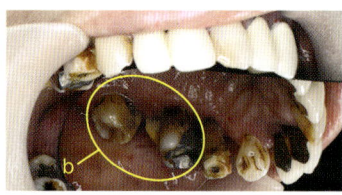
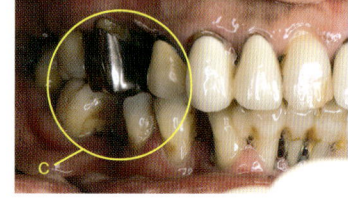
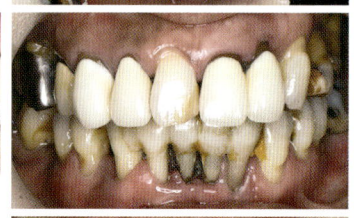
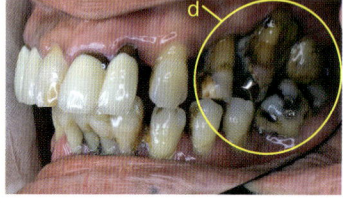
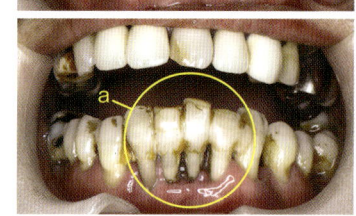

図1　初診時口腔内写真
どの歯をみても，全部ホープレスにみえてしまう．治療の痕跡をみても，かなり以前から歯周病がひどかったのではないかと思われる．3年間の通院中断によるものだろうか．前方歯群は上顎ではなんとかコントロールされている．動揺が著しい下顎前歯に接着レジンによる固定が施されているが，これらの歯はひとまとめでフラフラと動く（a）．上顎左側臼歯部では，口蓋側からみると歯の傾きや周囲歯肉からは自然排膿している（b）．右側側方歯群では不良補綴物があり，自然脱落したとみられる欠損がある（c）．左側側方歯群では臼歯の傾斜があり，周囲は不潔で，根尖付近まで歯根露出している歯もある（d）．

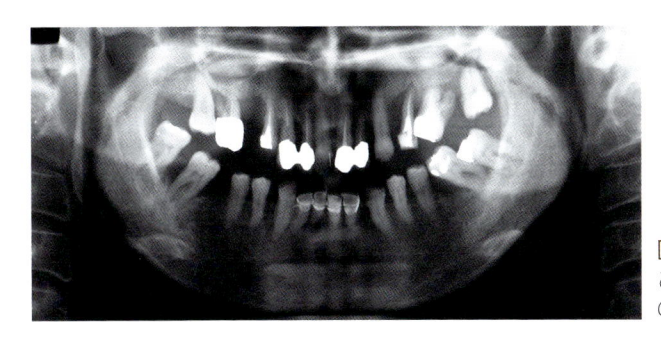

図2　初診時パノラマＸ線写真
ごく一部の歯を除くと，ほとんどすべての歯がホープレスにみえる．

治療経過

初診	患者さんの協力が必須なので，イニシャルプレパレーションに入る前に，患者さんへの病状説明とTBIを行う． 初期治療を開始する．
1カ月後	口腔内環境を改善するために，はじめにホープレスの上顎左側の臼歯を抜歯した．次にホープレスと診断された 6」の抜歯をし，上顎の即時義歯の装着をする． 患者さんは非常に違和感があり，辛いそうだが，食事は何とかとれるとのこと． 14枚法のデンタルＸ線写真を撮り，各種のデータを収集する（図3）．どの歯も保存不可能にみえてしまう．とくに下顎前歯部は早く抜歯してあげたいと思うが，審美領域なのでうかつに抜歯はできない．
4カ月後	抜歯後，3カ月で上顎臼歯部にインプラントを埋入する（図4）．
5カ月後	歯周治療をしながら，初診の5カ月後には下顎前歯部の抜歯を行って，同部位の補綴を義歯ではなく周囲の歯に固定源を求めた接着ブリッジにする．同時に周囲の歯の固定も兼ねる． 歯周治療は一段落する（図5）．
1年後	上顎インプラントの二次手術を行い，臼歯部にインプラント上の補綴を行う． 下顎臼歯の抜歯を行う． その後，叢生と前突感改善のために上顎前歯部の部分矯正を行う（図6）．
1年6カ月後	初診から約1年6カ月後に下顎臼歯と前歯部にインプラントを埋入する． 初診から2年後に下顎上部構造を装着する．
3年後	最後の上顎前歯部の補綴を行う（図7）． このときの咬合は中心位．
7年後	その後，メインテナンスで定期的に通院． 最後の補綴物を装着してから，4年後の口腔内写真とパノラマＸ線写真（図8, 9）． 7⏋周囲骨が少ないことが不確定要素だが，患者さんの希望もあってこのまま上手にメインテンスしていく予定． メインテナンス中も必要があれば，遊離歯肉移植手術などを行って，安定性を保っている．

1カ月後

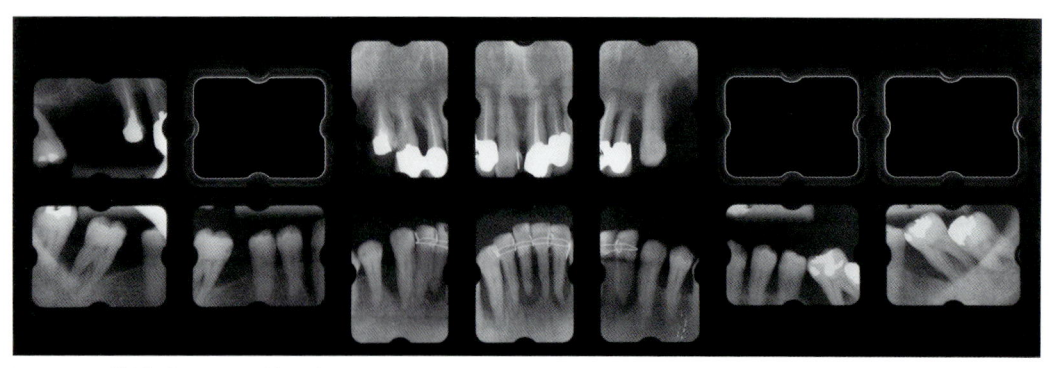

図3 14枚法デンタルX線写真
イニシャルプレパレーションを開始する．咀嚼機能回復のために上顎のホープレスの歯を抜歯して，義歯を装着しポステリアサポートを確保する．この段階で撮影した14枚法デンタルX線写真．まだ難しい歯がたくさん残っている．

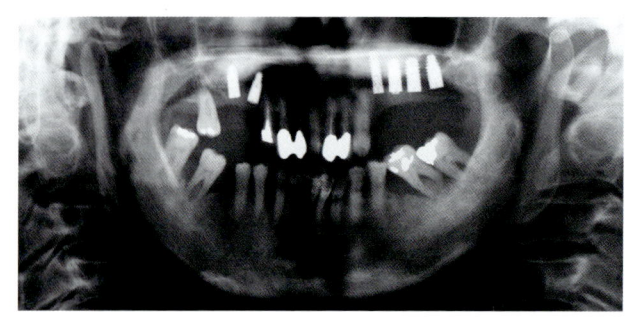

4カ月後

図4 4カ月後のパノラマX線写真
インプラントが生着するのに時間がかかるといわれている上顎からインプラントを埋入．下顎にはホープレスの歯がたくさんある．

5カ月後

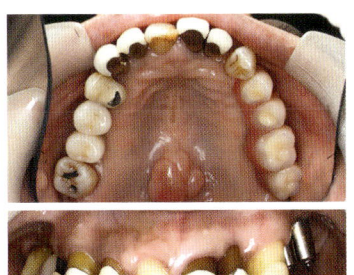

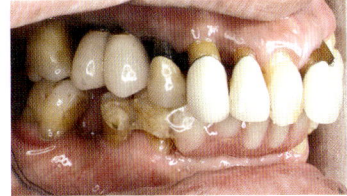

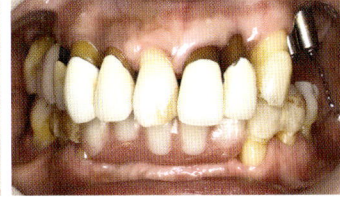

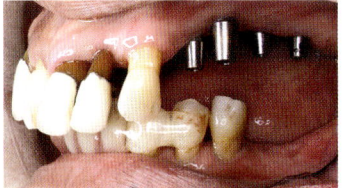

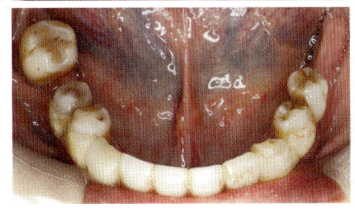

図5　5カ月後の口腔内写真
上顎前歯部にはテンポラリークラウンが装着されている．上顎左側には可撤性の義歯を装着した．写真では義歯は外されている．下顎前歯は暫間の接着ブリッジ．下顎臼歯はホープレスの歯を抜歯し，かなり整理された状態である．

1年後

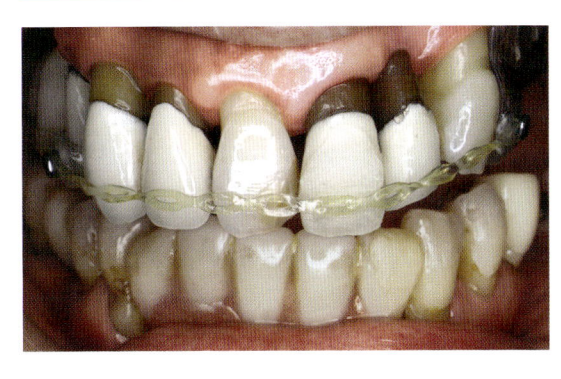

図6　部分矯正実施中
ポステリアサポートも確立されているので，前歯部の叢生改善と前突感改善のために部分矯正を行った．

3年後

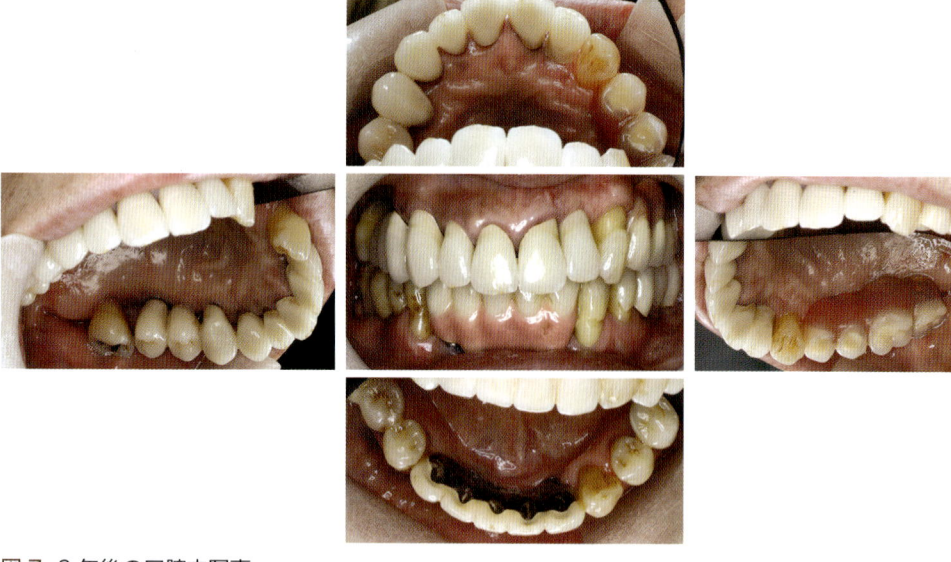

図7 3年後の口腔内写真
下顎臼歯と前歯部にインプラントを埋入し，最終補綴を装着した．このときの下顎位は中心位．歯周治療もほぼ終了でメインテナンスに移行する．

7年後

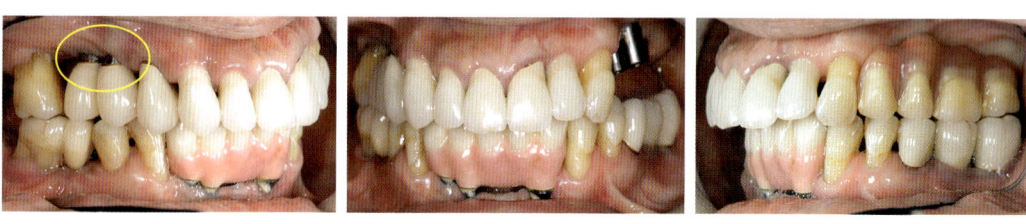

図8 7年後の口腔内写真
上顎右側インプラント埋入部の付着歯肉不足が気になる．患者さんの同意が得られたら，遊離歯肉移植も考える．

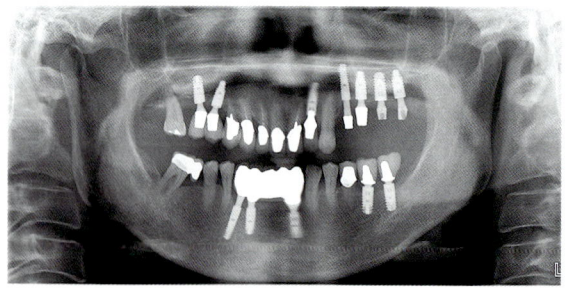

図9 7年後のパノラマX線写真
全体的には安定している．$\frac{7}{7}$は今後の課題である．自分の歯を残したいという患者さんの想いとの妥協の産物である．

> 以上が歯周病で咬合崩壊した症例の治療経過です．ここで大切なのは，常に下顎位を中心位に誘導して閉口位を安定させることです．経過をごらん頂いておわかりだと思いますが，下顎位に関して試行錯誤は行っておりません．

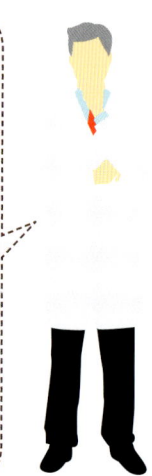

Column

かみあわせが高く感じると言われたら……

　慎重に調整しても，咬合が高いとおっしゃる患者さんがいます．その患者さんは食いしばる習慣があり，歯が摩耗してしまっている方です．そのような方はわずかな変化も感じとることができます．そして，違和感や高さを訴える部位には，必ず異常がありますので患者さんが納得するまで調整するように，歯科医師にお願いしてあげてください．

【A】全体が高い

　総義歯などを装着したときや，全顎補綴などを装着したときに感じると思われます．正しいと思われる高さの補綴をしても，暫間の補綴物に慣れてしまった筋肉や粘膜その他のセンサーが，低い補綴物を基準に信号を発するからなのです．

　高さを感じるもう一つの要素は咀嚼運動や発音などのしにくさです．とくに発音は舌，口唇，上下の歯の位置的関係など複雑な要素と習慣が相まって行われるので，発音時に臼歯の特定の歯がぶつかったり，サ行の音を出す際に上下の前歯部の位置を決めるときに臼歯部が接触してしまうなどといった現象が生じても，患者さんは高いと感じることが多いようです．これらは訓練と慣れで解消されますが，患者さんの年齢や性格が影響して不安に陥る方もいらっしゃいます．

　その場合は，患者さんの不安な気持ちを察してエンパシー（共感）の心を持って早く慣れることができるように援助しましょう（86頁参照）．

【B】一部だけが高い（装着した補綴物など）

　暫間補綴物に比べて最終補綴物の硬さが気になることがあります．これは一週間もしないうちに慣れることができます．この点は患者さんに保証してあげてください．

　顎関節が緩んでいる症例では，咬合紙では分からないほどの早期接触がある場合に，咬合の不具合を関節が融通をつけてしまうので，この早期接触を歯科医師が発見できないことがあります．この異常を無視してしまうと，結局過重負担となって歯根膜腔肥大などの異常をきたすことがあります．

　患者さんに代わって歯科医師に，より綿密な調整をお願いしたほうがよいかもしれませんね（でも実際には難しいことが多いでしょう）．このようなときには，咬合のチェックに際して，口腔内の乾燥や繊細な早期接触が分かる厚さ10μm程度の薄い咬合紙を準備しましょう．

【C】咬合干渉

　咬頭嵌合位ではすべての歯が同時に接触していても，かみしめながら下顎を前方あるいは側方にずらしたときに，誘導路以外の歯が接触すると高いと感じます．この接触を咬合干渉といいますが，微妙な干渉を発見するのはかなり難しいことです．しかし，これを発見して除去に成功したときには，患者さんはとても喜んでくれるはずです．

　重要なことがあります．この干渉を除去しようとして重要な接触点を削ってしまうと咬合高径が低くなってしまい，いろいろな障害の元になります．くれぐれもこの接触点すなわちバーチカルストップ（55頁参照）を削ってしまわないよう，咬合紙の色が出やすいようにアシストしてください．

症例 09　顎関節の変形が原因で生じた咬合崩壊

患　者	Sさん，68歳，女性 近医にて歯科治療を行っているうちにかめなくなってしまった．疼痛はない
初診日	2000年1月
主　訴	かめない
所　見	・左右側顎関節で開閉口時にクレピタス（ジョリジョリ音）がする ・咬頭嵌合位と下顎頭を中心位に誘導したときの閉口位が大きく崩れている（図1～2）
診　断	閉口位錯誤による咬合不全

初診時

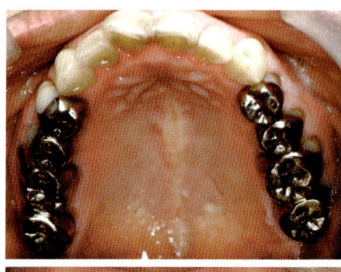

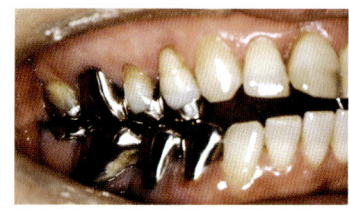

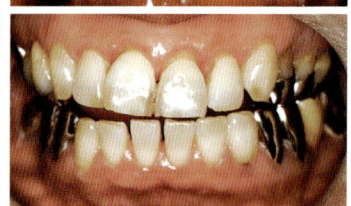

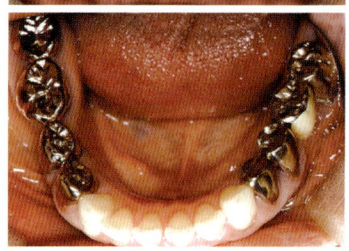

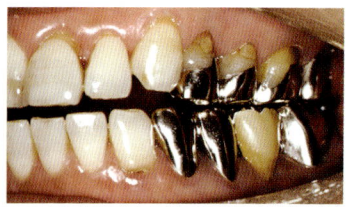

図1　初診時口腔内写真
臼歯部はほとんど補綴されている．前歯部は開咬の状態で，右側臼歯部もあまりかみあっているようにはみえない．下顎が左側に偏位しているようにみえる．

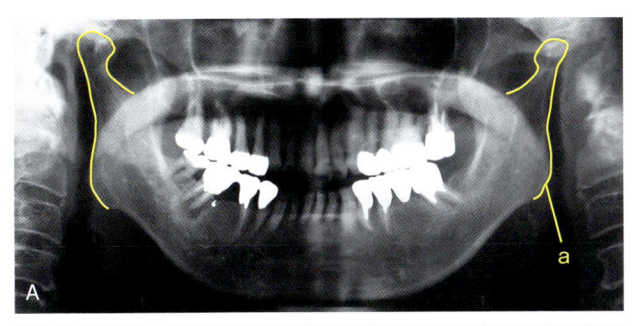

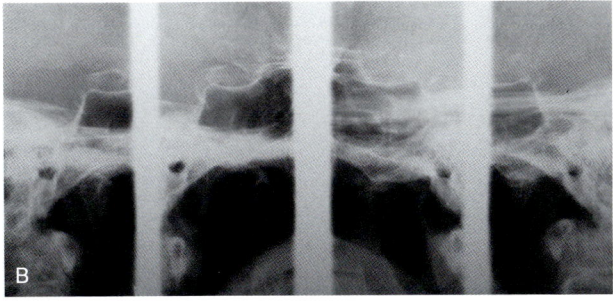

図2　初診時パノラマX線写真
A：左右の顎関節部に変形があり，それぞれ下顎枝の長さも異なる（a）．何度も変形を繰り返してしまうのかもしれない．下顎右側臼歯部の根尖部にある骨吸収像が気になる．
B：4分割法顎関節撮影．開口時の下顎頭の運動量に異常は認められない．顎関節部の変形は認められるものの詳しい情報は得ることができなかった．

治療経過

初診	スタビライゼーションスプリントを装着して安定したところで，咬合を再構成する．銀合金製のテンポラリークラウンを装着する．
1年半後	最終補綴が仕上がる（図3，4）．その後，メインテナンスのために通院．
5年後	下顎右側のブリッジ部の歯が破折したので，抜歯後，インプラントに置き換える．このときにも咬合の変化はなく，安定していた（図5）．
5年6カ月後	転倒して，上顎右側前歯部を破折したため，インプラントに置き換える（図6，7）．咬合に異常なし．そのまま異常なく経過していたが，心臓病を患ったため中断．
11年6カ月後	前回の来院から3年後に再来院．上顎右側前歯部のインプラントは以前の位置のままだったが，ほかの歯は舌側傾斜など位置が変わってしまい，まったくかめない状態になっていた（図8，9）．
12年8カ月後	咬合調整やクラウンで咬合再構成をして，概ね終了した（図10，11）．
12年10カ月後	最終補綴が終了して2カ月後（図12）．

1年半後

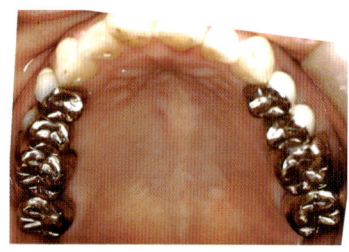

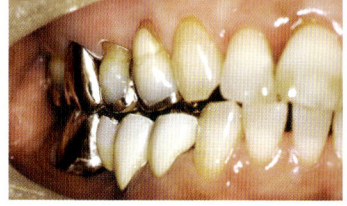

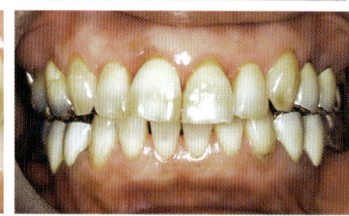

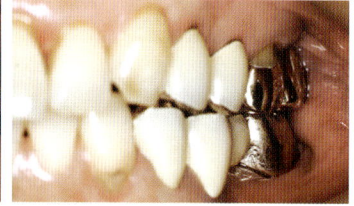

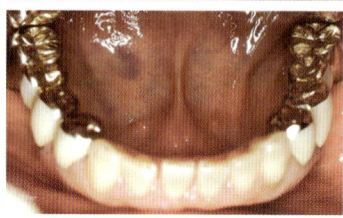

図3　1年半後の口腔内写真
歯内療法や歯周治療，スプリント療法や銀合金製のテンポラリークラウン装着を経て，最終補綴が入った．上下顎正中線はほぼ一致し，咬合は中心位で安定していて食事はふつうにとることができる．

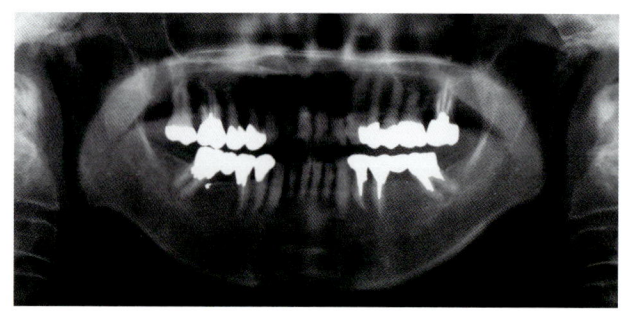

図4　1年半後のパノラマX線写真
下顎右側の根尖性歯周炎も治癒し，安定しているようにみえる．咬合は安定している．

5年後

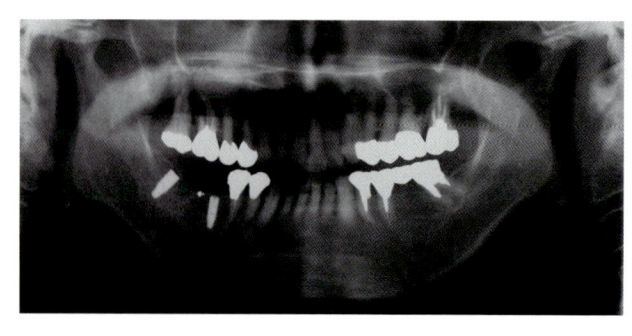

図5　インプラント埋入後のパノラマX線写真
下顎右側臼歯に歯牙破折が生じたので，ポステリアサポートを確保するために抜歯してインプラントを埋入し，補綴を通常どおり行った．

5年6カ月後

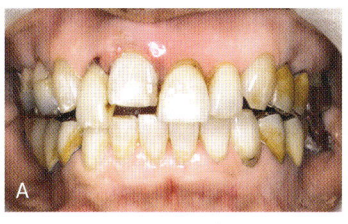

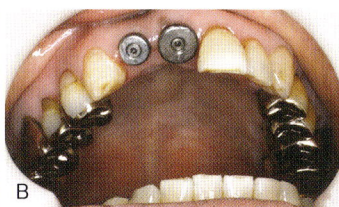

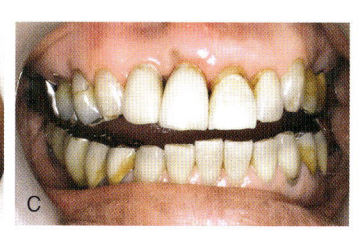

図6 転倒後にインプラントを埋入
A：転倒して前歯部を打撲．B：前歯部を抜歯してインプラントを埋入する．C：前歯部補綴後．咬合の変化はなく安定している．

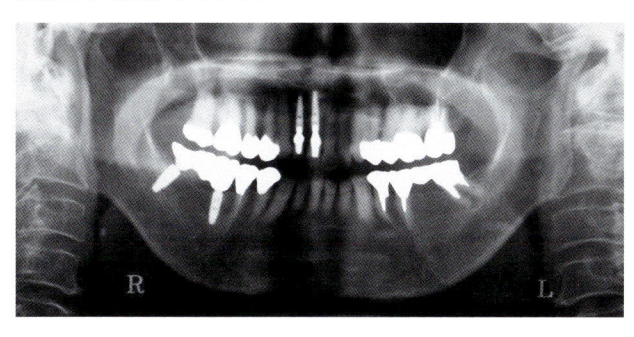

図7 転倒後にインプラントを埋入したときのパノラマX線写真
関節の変形は進行していない．

11年6カ月後

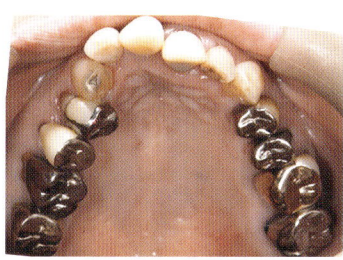

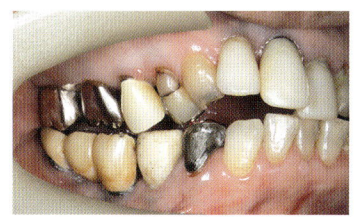

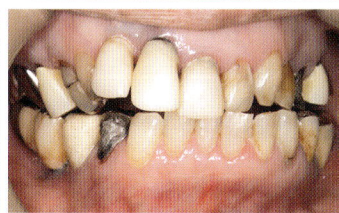

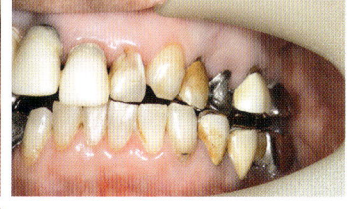

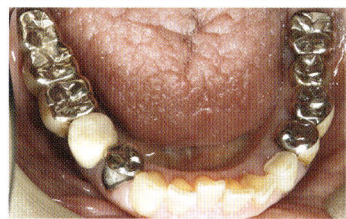

図8 口腔内写真
経過観察後，中断期間があり，前回受診から約3年後の再来院．インプラント以外の歯はすべて舌側に傾斜していてまったくかめない状況だった．入院生活中に正常な咀嚼や閉口をせずに過ごした結果，口唇，頬部の圧力などの生体圧のアンバランスで歯の傾斜が起こった．

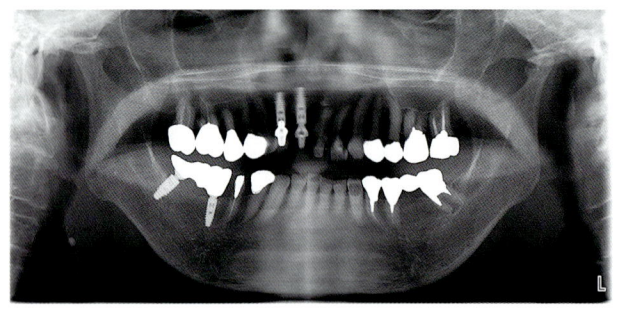

図9 パノラマX線写真
パノラマX線写真ではみえる範囲では，特別な異常はないように思える．関節も進行中の吸収像はなかった．

12年8カ月後

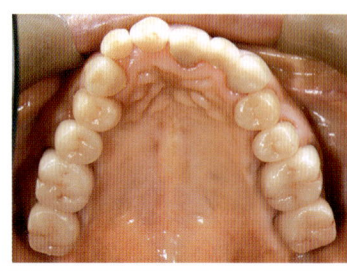

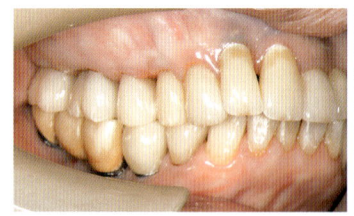

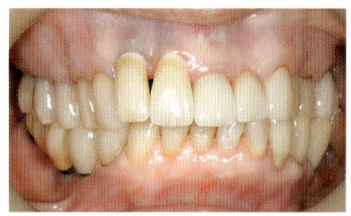

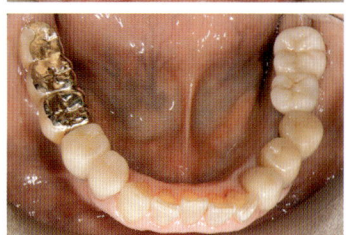

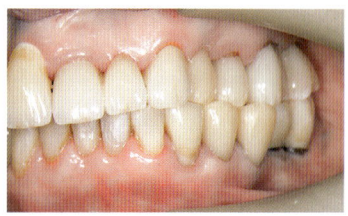

図10 12年8カ月後の口腔内写真
図8の咬合変化は主として歯の傾斜で生じたものだったので，通常の中心位での咬合再構成で終了する．

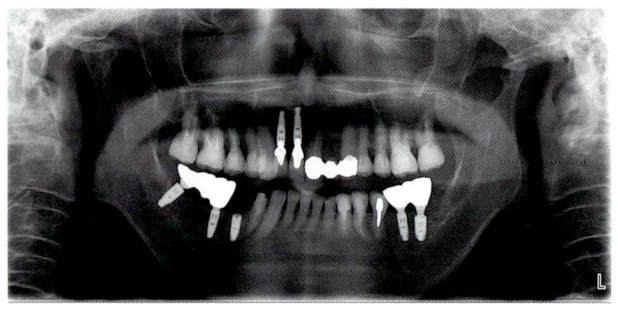

図11 12年8カ月後のパノラマX線写真

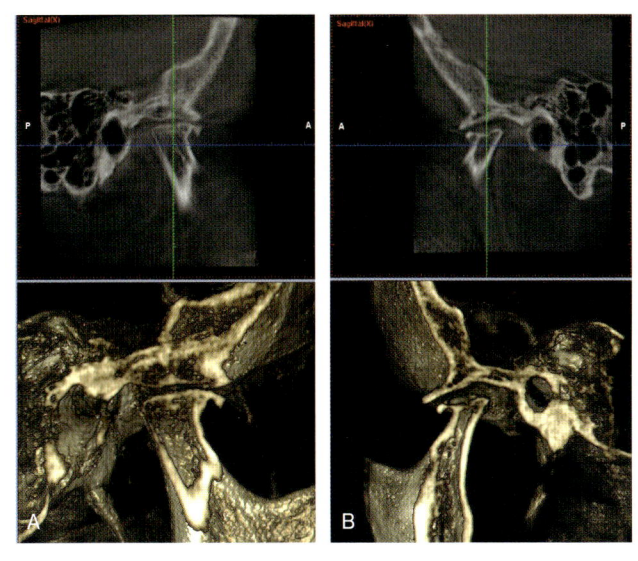

12年10カ月後

図12 顎関節部CBCT画像（A：右側, B：左側）
下顎頭も関節結節も著しく変形し，吸収していたが，CBCT画像ではすでに進行形の吸収像はなく安定している．関節のかみあう部分の骨の表面に緻密骨質がみえるので安定していることがわかる．

　この症例は一度完全に咬合を安定させ，長期にわたって安定して過ごしたにもかかわらず，3年間のブランクで，全く別人と思われるような状態になってしまいました．咬合はひどく変化し完全な咬合崩壊です．このようになってしまった原因は左右の顎関節部の吸収変形です（**図12**）．**図12**は再来院時の顎関節部CBCT画像です．左右の下顎頭が大きく吸収していますが，すでに終息に向かっています．とくに左側下顎頭の吸収が大きかったようで下顎が左側に回転して後方偏位しています．変形性顎関節症のために咬合崩壊を起こした症例でした．

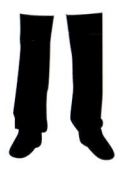

■ 咬合崩壊 —解決への道—

　今まで示してきましたように齲蝕や歯周病によって咬合崩壊は容易に生じます．ときには不適切な歯科処置によって生じる咬合崩壊もあります．咬合崩壊の解決にはいくつかのキーポイントがあります．

　キーポイント1：
　　適切なポステリアサポートを確保すること．以前は難しいことでしたが，現在はインプラントがあるので，比較的簡単に確保できます．さらに，歯周病の例では歯周病の改善をはかり歯の動揺を軽くすることでポステリアサポートを確保できます．**症例8**でも初めにポステリアサポートを得るために，早期にインプラント埋入を行っています．

　キーポイント2：
　　適切な下顎位を設定すること．これは比較的簡単な例と複雑な例があります．

＜比較的簡単な例＞
顎関節に変形その他の異常がない例です．下顎位を術者の手で中心位に誘導することで再現性のある安定して下顎位が得られます．そしてこの下顎位は患者さんにとっても気持ちのよい位置です．**症例6，8**でも比較的簡単に中心位に誘導でき，安定した閉口位が得られました．

＜複雑な例＞
大きく分けて4つの例があります．
(1) 顎関節の関節円板の位置が不安定であるなど，関節構造に不安定要素がある（**症例10**）
(2) 関節構造に破壊はないが，下顎頭の支持組織に緩みがある（**症例11**）
(3) 関節構造が破壊されている（**症例5**）
(4) 中枢性感作など中枢神経系に異常があり，どのような状況も許しがたい感覚になる

　(1)～(3)の解決方法は適切な下顎頭の位置を設定するべきですが，このような例ではCBCTやMRIなどの画像診断の助けがあれば時間はかかりますが，解決はできます．
　(4)は精神科や神経内科との対診を続け，元疾患が終結するまで解決は不可能です．

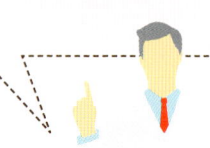

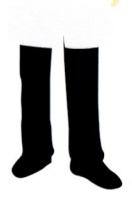

症例 10 顎関節の関節円板の位置が不安定な症例

患　者	Tさん, 56歳, 女性
初診日	2011年3月
主　訴	開口時不安定感, ガクガク感がある
所　見	・疼痛はない ・開閉口運動が円滑でなくすぐに閉口位に治まらない. 運動療法をすると改善する ・口腔内写真からはとくに異常な所見はない（図1） ・パノラマX線写真でも左右の関節に異常な所見はない（図2）
診　断	左右顎関節部　復位可能な関節円板転位

初診時

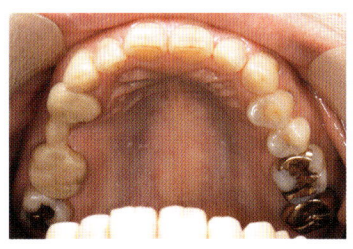

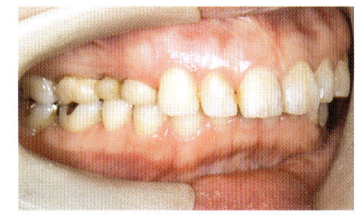

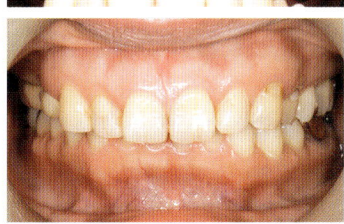

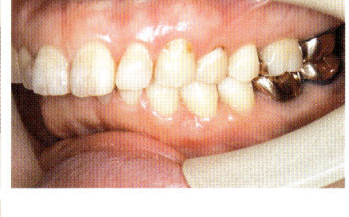

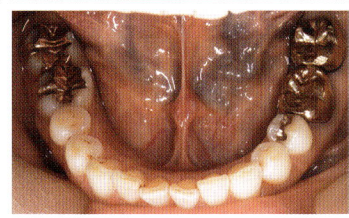

図1　初診時口腔内写真
見かけ上, 何の異常もないようにみえる. 前歯部の被蓋が深く閉口位では上顎前歯に隠れて下顎前歯部をみることができない. また, 上顎前歯部に歯間離開が認められる.

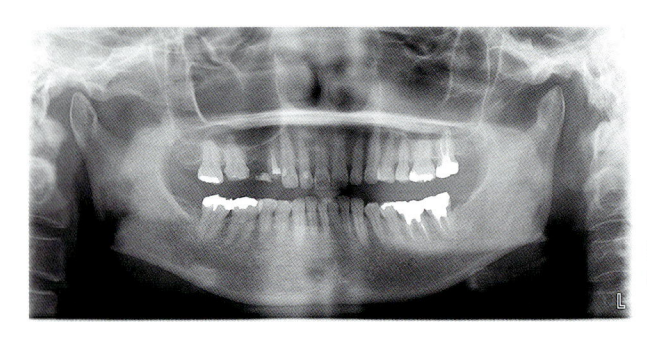

図2 初診時パノラマX線写真
顎関節部の変形など特別な異常を観察することはできない．

治療経過

初診	ガム転がしなどのセルフコントロールの指導とリポジショニングアプライアンス（下顎を治療に適した位置に誘導するスプリント）の夜間のみの装着を指示する．その結果，徐々にガクガク感は減少してくる．
8カ月後	安定してきたので，上顎右側の欠損部に銀合金製のテンポラリーブリッジを装着する． 再びスプリントが入るようにして経過をみる． テンポラリーブリッジの咬合採得時にすでに閉口位が2種類にわかれ，一つは関節円板が下顎頭の上に乗った状態，もう一つは関節円板が落ちた状態．このときには安定しているようにみえたので，関節円板が乗っている状態で咬合採得をしたが，セットの段階では関節円板が落ちてしまっていて，作った銀合金製のブリッジが関節円板の厚みの分だけ分厚い物になっていた．関節円板が落ちた状態で作り直してセットした（図3）． 歯周治療を行いながら顎関節の経過をみていたが，銀合金製のテンポラリークラウンを装着した． 右側臼歯部も開咬になってきたので，銀合金製のテンポラリークラウンを高めにして合着する． スプリント上で臼歯部が開咬になってくるたびにレジンを添加して，経過をみる． 中心位も安定し，開口時のクリック音も気にならないほど小さくなったので，最終補綴を開始する．
2年8カ月後	最終補綴を装着し，メインテナンス用のスプリントをセットする（図4, 5）．

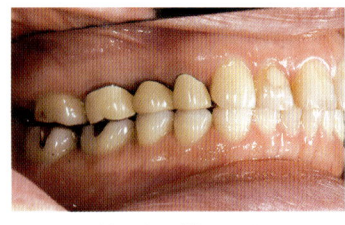

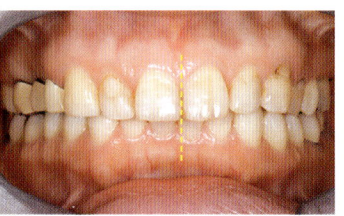

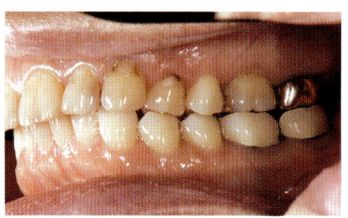

8カ月後

図3 関節円板が落ちた状態でテンポラリーブリッジを作り直した状態
上顎正中線に対して下顎が右側にずれている．被蓋が浅くなっている．咬合が挙上されたと思われる．上顎前歯部にあった歯間離開が治っている．

2年8カ月後

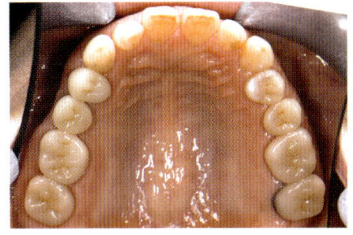

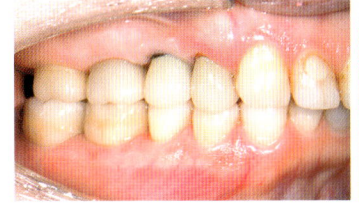

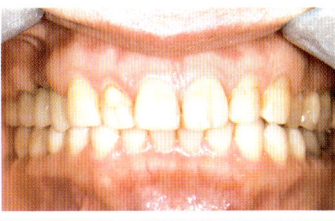

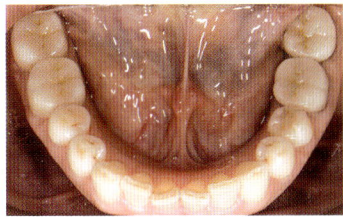

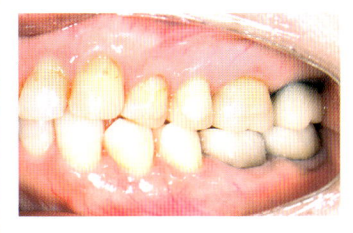

図4 2年8カ月後の口腔内写真
最終補綴を装着した．前歯部の被蓋はかなり浅くなり，ポステリアサポートがしっかりしている．下顎位は中心位である．

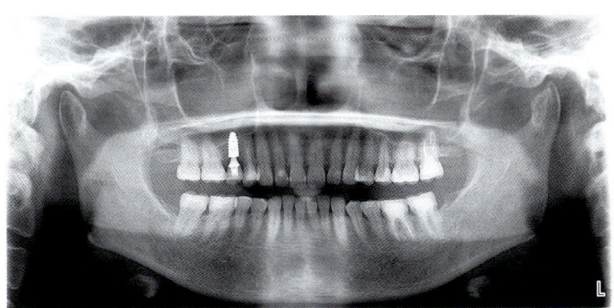

図5 2年8カ月後のパノラマX線写真

症例 11 関節構造に破壊はないが，下顎頭の支持組織に緩みがある症例

　関節円板や下顎頭を支える組織に緩みがあると，いつまでも下顎位が不安定で安定しません．私の経験では運動療法による誘導だけでは，下顎頭を中心位に誘導できませんでした．CBCT の画像解析から下顎頭の適切な位置をイメージして誘導ができました．

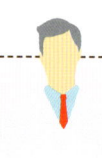

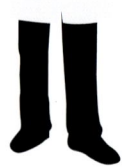

患　者：I さん，55 歳，男性
　　　　初診の5年前から多くの歯科医院，大学病院など通院している．なかには咬合の専門と称する歯科医院もあったが，改善しないので身体的・精神的に疲弊状態となる．そのたびに咬合再構成や調整を受けて，どこでかんだらいいのかわからない状態になり，近医にて紹介を受けて来院された．詳しく伺うと，14歳のときから問題を抱え続けてきたということだった
初診日：2002 年 9 月
主　訴：かみあわせ不調，全身に違和感あり，原因不明の疲労感など多発
所　見：・下顎左側偏位（図1）
　　　　・右側臼歯部開咬
診　断：原因不明の咬合違和感

初診時

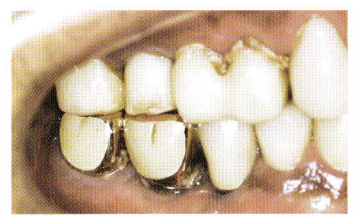

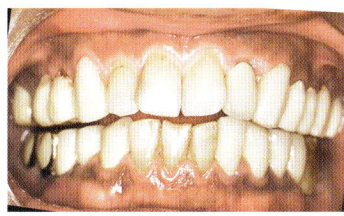

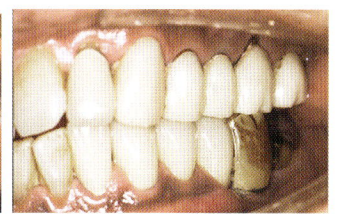

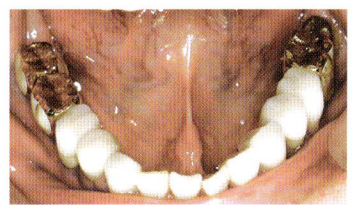

図1　初診時口腔内写真
下顎位の不安定が想像できる．閉口時の前方観では下顎が左側に偏位して左側臼歯はかめていても，右側臼歯は開咬になっている．ところが右側臼歯の閉口時写真ではしっかりかめている．左側も同様．下顎臼歯の咬合面写真ではすでに歯科治療で多額の費用を支払ってきたことがわかるので，術者としてはこれ以上患者に負担はかけたくない思いがある．

治療経過

初診	苦痛のコントロールのために精神科医に依頼する．うつと診断され，抗うつ薬の投与を受ける． 精神科への通院を継続してもらう．
5年後	不安定な下顎位ではあるが，食事ができるように銀合金製のテンポラリークラウンを装着する（図2）． このときの閉口位はそのときの中心位とする． その上からスタビライゼーションスプリントを中心位で安定するようにして装着する．（＊下顎位が今後も流動的に動くという予測があったため） 中心位が度々変化し，どうしても不安定な状態が続く． セルフコントロールと投薬で症状は落ち着いていたが，下顎位が安定しなかった． 試行錯誤的下顎位の決定が5年間ほど続く．
8年後	CBCTが導入されたときに下顎位のチェックを行う（図3）．その結果，右側では関節空隙が極端に狭く，左側では関節空隙が広いとういうことがわかる．下顎窩のなかでの下顎頭の位置がこれほどずれている理由は左側下顎頭を支える組織に緩みがあり，さらに関節空隙内に何らかの軟組織が詰まっているためと考えられた．狭い右側関節空隙を拡大し，広すぎる左側関節空隙を狭くするためにピボット型スプリント（片側の第二大臼歯部のみ接触するようにして関節空隙を広げる．ただし，反対側の下顎頭は上方への力を受けるので，使用に際しては注意が必要）を用いて調節する．
8年1カ月後	1カ月後のチェックをCBCTで行う（図4）．
8年2カ月後	左右の関節空隙がほぼ等しく，下顎位が安定しているようなのでこの位置で銀合金製のテンポラリークラウンをセットした（図5，6）． 下顎位は安定して症状も消失した．

5年後

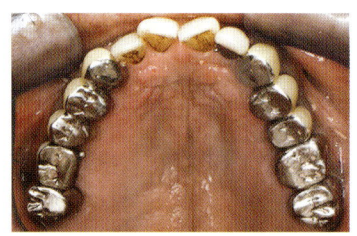

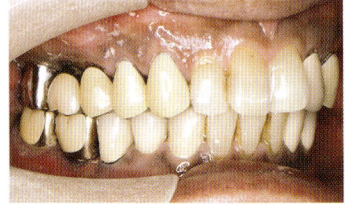

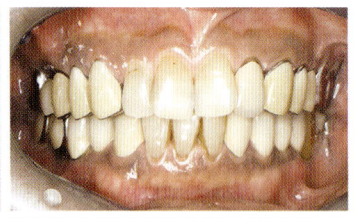

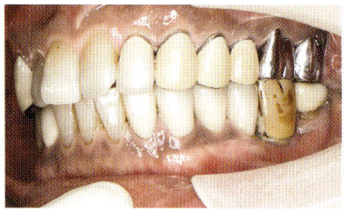

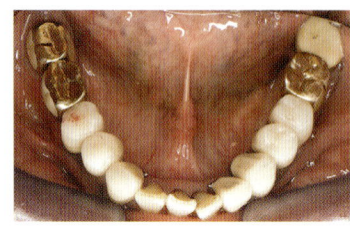

図2 銀合金製のテンポラリークラウン装着後の口腔内写真
初診時からスプリント療法などを続けてきたが，どうしても下顎位が安定しなかった．食事がとりにくいという訴えがあったので，銀合金製のテンポラリークラウンを装着した．セメントかすが残っている．初診時よりは閉口位は安定しているようにみえる，が……

8年後

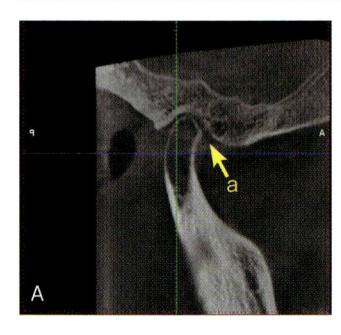

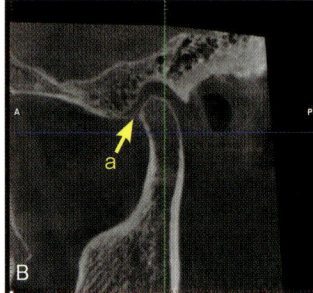

図3 8年後の咬頭嵌合位でのCBCT画像（A：右側，B：左側）
矢状面観では右側の関節空隙が左側に比べて狭い（a）．私の思う中心位だったが，左右差が生じていた．関節の軟組織の緩みなどによって影響を受けて正しい位置に誘導できていなかった．

8年1カ月後

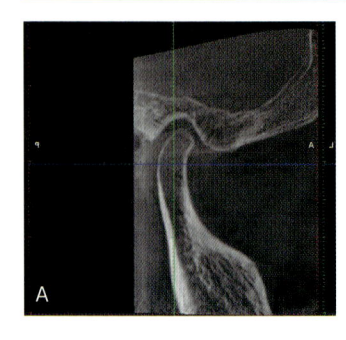

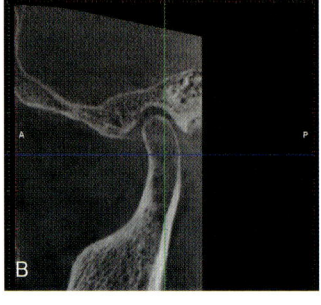

図4 ピボット型スプリント使用後のCBCT画像（A：右側，B：左側）
ピボット型スプリントで下顎頭の位置をコントロールできた．左右の関節腔隙はほぼ等しくなった．このときも下顎頭は中心位だった．

8年2カ月後

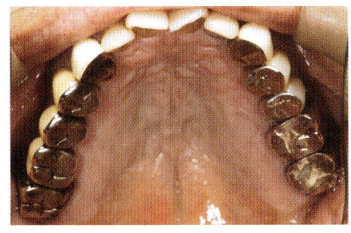

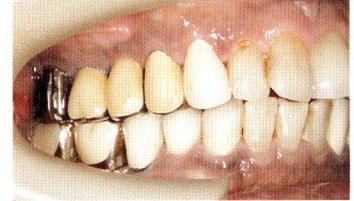

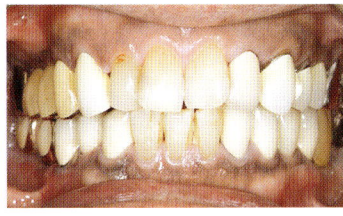

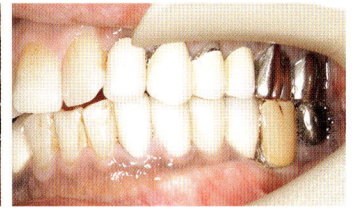

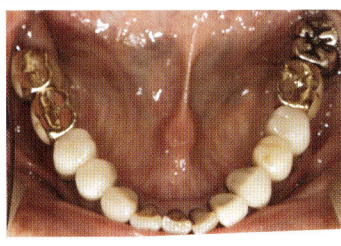

図5 8年2カ月後の口腔内写真
新しく誘導された下顎でテンポラリークラウンを装着した．その結果，患者さんのさまざまな愁訴は消失した．患者さんに満足していただけた．

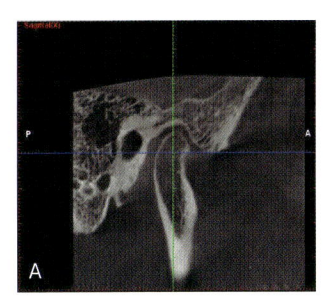

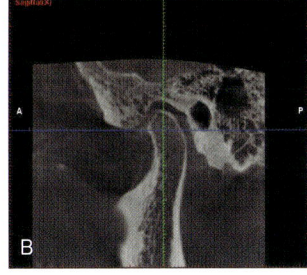

図6 8年2カ月後のCBCT画像
（A：右側，B：左側）

　この患者さんは，現在60歳を過ぎていますが，顎関節症の初発が14歳のときだそうですので，45年以上にわたって苦しんでこられたのです．その間にさまざまな治療を受けてきた結果，関節を支える構造物に異常が生じても無理はないと思いました．

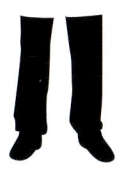

症例 12 真の異常が発見されずに精神疾患扱いされている症例

■「かみあわせが変」は本当に気のせい？

患者さんのなかには，かみあわせが変でいつも違和感をもっているという方がいらっしゃいます．多くの歯科医院を転々としますが，たいていは所見がないので気のせいだろうということになってしまいます．身体表現性障害といって精神疾患によってかみあわせの違和感を訴える方もいらっしゃいます．ところがそのような方々のなかには，実際に咬合異常があるにもかかわらず，真の異常が発見されずに精神疾患扱いされていることがあります．

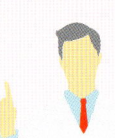

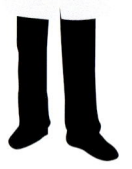

患　者：Kさん，23歳，女性
2度にわたる歯列矯正で発症した気がするとのこと．過去に精神科で治療を受けていたために訴えを信用されずに，数軒の歯科医院を転々として紹介されて来院した

初診日：2012年5月

主　訴：・上下の歯があたって舌に力が入って発音しにくい
・下顎が右にずれるように力が入る
・寝返り，発音時に右側でポキポキ音がする
・頭痛，背部痛あり

所　見：・開口運動時の右側下顎頭の動きが悪い
・咬頭嵌合位と中心位での閉口位がずれている（図1，2）
・下顎窩と下顎頭の形状は正常だが，下顎窩に対する下顎頭の位置が右側ではかなり前下方にあり，左側では後上方に偏位している（図3）
・左右側頭筋，右側咬筋，左右胸鎖乳突筋の圧痛

診　断：矯正後に発生したかみしめ癖と下顎位のずれによるストレス

初診時

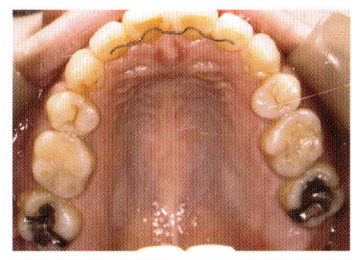

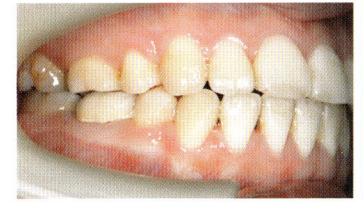

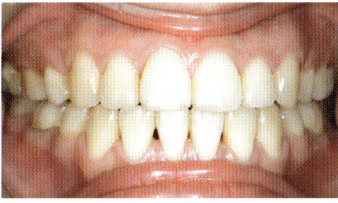

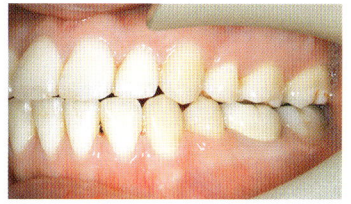

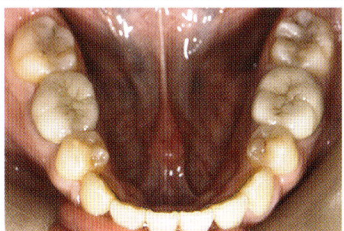

図1　初診時口腔内写真
正面観では上下顎正中は完全に一致していて矯正治療は成功しているようにみえる．しかし，心なしか左側方観で開咬にもみえる．

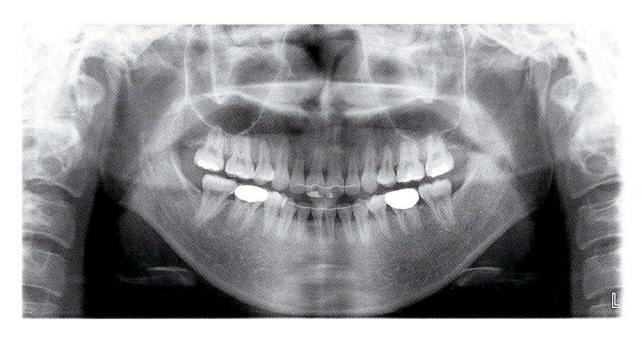

図2　初診時パノラマX線写真
とくに異常はみえないが，わずかに右側下顎枝が短いようにもみえる．しかし，規格撮影ではないので正しい評価はできない．

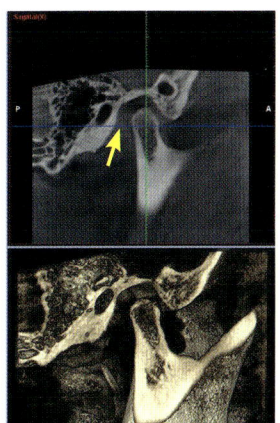

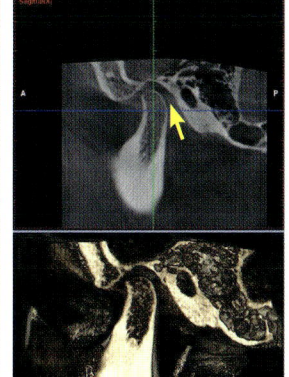

図3　初診時咬頭嵌合位での顎関節部CBCT画像（A：右側，B：左側）
左右の関節空隙の違いが観察できる．右側は広く左側は狭い．これはさまざまな障害を起こしやすい．

症例編　みてみよう

治療経過

初診	簡易心理療法として，患者さんの悲しい心をそのまま受け止める． 気のせいで生じた症状ではなく，身体的問題であることを患者さんに説明する． 後上方に偏位してしまった下顎頭を運動療法で整復する．
3カ月後	セルフコントロールの指導とカウンセリングの後にスタビライゼーションスプリントをセットする（図4）．
4カ月後	頭痛，肩こり，背部痛は完全に消失したが，発音時の違和感が少し残存する（図5）． 自然な閉口時には下顎が右側に偏位し，右側臼歯のみ接触する．
6カ月後	自然閉口位では，図6のように上下の正中は一致しているが，左側臼歯が完全に開咬となっている． このスペースは左側下顎頭が下方に下がったためと思われる．
1年6カ月後	臨床症状が左側の開咬だけになったので，補綴による治療を行う． 模型上で分析し，咬合調整後，最小限の歯の形成と咬合採得をする（図7）． 咬合器にマウントして製作する（図8）．
1年7カ月後	セラミックスクラウンの装着をする．装着直後（図9）．前歯部や犬歯は咬合から外れているが，咀嚼機能は確保されており，発音機能にも障害はない．下顎の正中は右側に偏位している．
	セット後2回の調整でまったく違和感なく機能している．

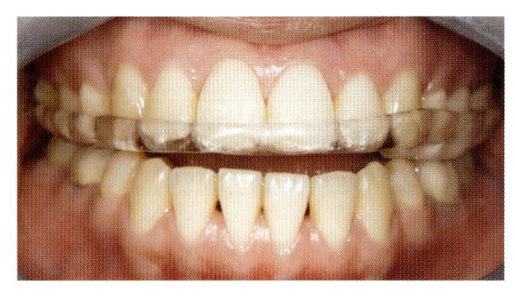

3カ月後

図4　スタビライゼーションスプリント装着時
左側臼歯のレジン層が厚い．図3のCBCT画像を考慮すると，この下顎位は関節空隙の違いを補正する働きがあると考えてよいだろう．

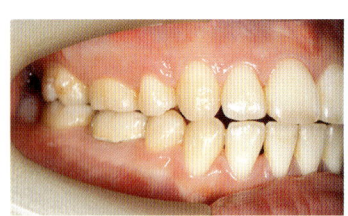

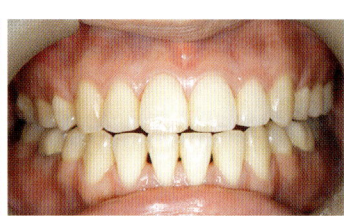

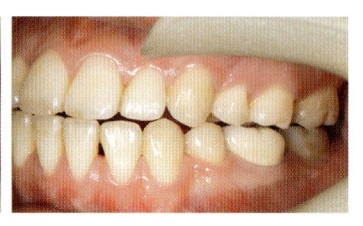

4カ月後

図5　スプリント療法実施から3カ月後の閉口位
下顎が右側に偏位して左右の関節空隙の補正ができたように思える．

6カ月後

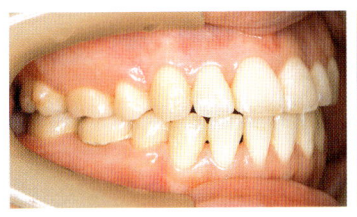

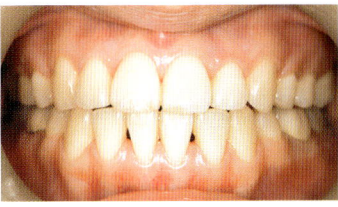

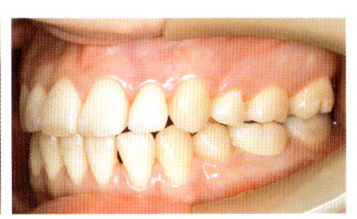

図6　6カ月後の自然閉口位の口腔内写真
上下顎の正中線が再び一致してきた．しかし，左側臼歯部は相変わらず開咬．

1年6カ月後

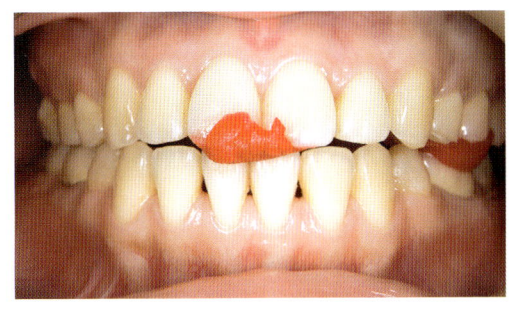

図7　1年6カ月後の中心位閉口時
この下顎位は完全に安定していて患者にとっても心地よい位置である．

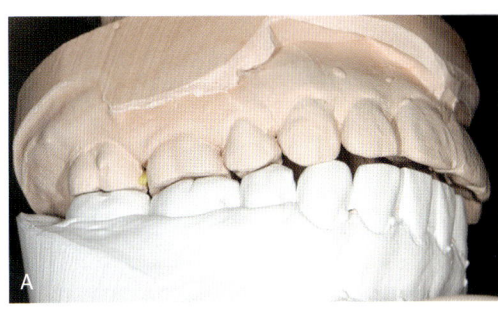

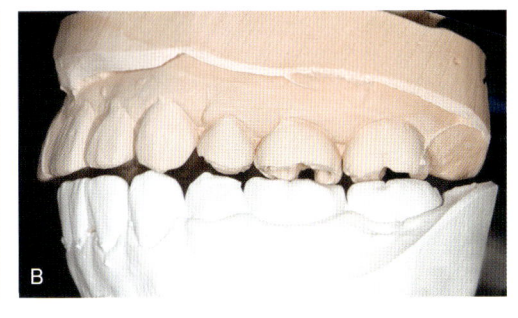

図8　模型（A：右側，B：左側）
左側の開咬を補う目的で左側臼歯部の補綴の準備をする．模型上でわかるように右側はしっかりかめていて，左側は補綴が必要な状況である．

1年7カ月後

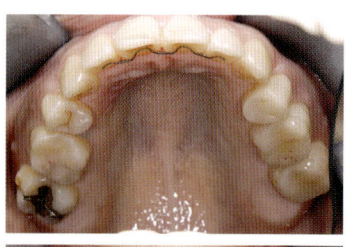

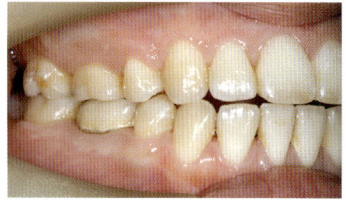

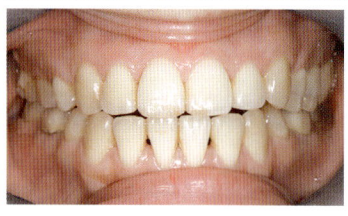

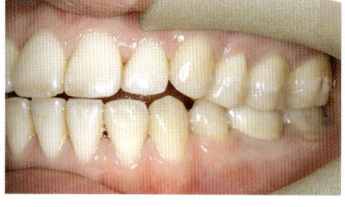

図9　1年7カ月後の口腔内写真
左側臼歯部にもセラミッククラウンを装着した．しっかりかめて発音障害もほとんどなくなった．

> 今では，初期の症状はなく幸せに暮らしていただいています．発音障害もほとんどなくなりましたが，緊張しすぎると少しだけ発音しにくいそうです．

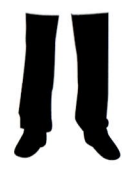

Column

咬合紙の種類

　咬合紙にはいろいろな種類があります．色，厚さ，材質が異なります．この使い分けはどうなっているのでしょう？

　基本的に大ざっぱな咬合接触関係を把握するときには，厚い咬合紙を用い，繊細になるほど薄くなります．ちなみに私ははじめからとても薄いものを用います．厚い咬合紙だとかんでいなくても，咬合紙が触れただけで色がついてしまうので早期接触部位と触れただけの部位との区別が難しいからです．そのかわり接触点が非常に小さく表現されることがあるので，ライト付きのルーペなどを用いて見落としのないように気をつける必要があります．

　とはいうものの，歯科医師の好みの材質を上手に使っていただくことがよいのかもしれません．日本で販売している咬合紙は，30〜40μmの厚さの赤と紺色のカーボン紙が一般的です．

　私は強度が損なわれない限り薄い咬合紙を用いています．厚さ11〜12μmの合成樹脂系の咬合紙で，色は赤と緑のものを使用しています．濃紺は金属の研磨面の黒っぽい色と区別しにくいからです．しかし，これは好みの問題なので一概にはいえません．

　では，なぜ二種類の色を使い分けるのでしょうか？

　一色は咬頭嵌合位での接触関係を印記します．そして，もう一色は下顎を前後や左右側方向にずらしたときの接触関係を印記します．はじめの一色で咬頭嵌合位での早期接触部位を探し出し，調整します．これで大丈夫という段階で次の色を用います．

　つまり，次の色の咬合紙を咬合面に乗せて前方や側方運動をさせます．そうすると機能運動時の接触点が咬合面につきます．その次に元の色の咬合紙を乗せて咬頭嵌合位でかんでいただきます．そうすると2つの色が重なった部位と，機能運動時の接触点だけを表す色がつきます．機能運動時だけの接触点のなかには咬合干渉があるので，その部位を調整するのです．もちろん誘導路は削合してはいけません．そして色の重なった部位は大切なバーチカルストップなので絶対に削ってはいけないところです．このような理由で，最低二種類の色の咬合紙が必要なのです．

Column

かみあわせが低く感じると言われたら……

　咬合が高いときとは逆に低いことを気にする方はあまりいらっしゃいませんが，なかには低いことを気にしてしまう方がいらっしゃいます．

【A】全体的に低い

　全体的に低い例は，総義歯の患者さんにみかけることがあります．患者さんの義歯が粘膜に当たって痛いという訴えを聞いて調整するうちに低く，小さくなってしまっていることがよくあります．その結果，顔貌が独特のつぶれた顔貌になり，食事がとりにくくなります．

　全体の咬合の高さはとくに基準はないので，いろいろな説があります．歯科医師の信じる方法で作り直していただけばよいでしょう．

　ただし，有歯顎で咬合が低いとかみしめをする割合が多いという説があります．[1] 低いからかみしめをするのか，かみしめるから低くなってしまったのかは私にはわかりません．

【B】片側だけ低い

　片側だけ低いということは，片側だけ高いということにつながりますので，かみしめがあると顎関節症に陥る可能性があります．片側義歯で人工歯の摩耗や粘膜の沈下があると生じます．

【C】1歯だけ低い

　1歯だけ低いと訴える患者さんがいらっしゃいます．多くの場合は補綴や充填物の装着後におっしゃることがあります．1歯だけ低くても，若干咀嚼効率が落ちるだけで，病的状態に陥ることはありませんが，気になってしまう方はいらっしゃいます．

　ストレスや精神的問題を抱える方に，多く見受けられますが，咬合を詳しく調べてもとくに低くはないのです．このような方の咬合にうっかり何かしら手をつけてしまうと，エンドレスの咬合地獄に陥ります．

　調べても所見がないときには，はじめに精神科医に相談にのっていただくべきです．もし，どうしても歯に何かの処置を望んでいるときには，削るなどの非可逆的処置を行ってはいけません．すぐに引き返せるポジションを保ちつつ，十分なインフォームド・コンセントを確立してから，可逆性のある処置に入るべきでしょう．

（中沢勝宏ほか：臨床医による顎関節症への対応を考える 4．歯界展望．2014, **123**（6）：1169-1181）

知識編

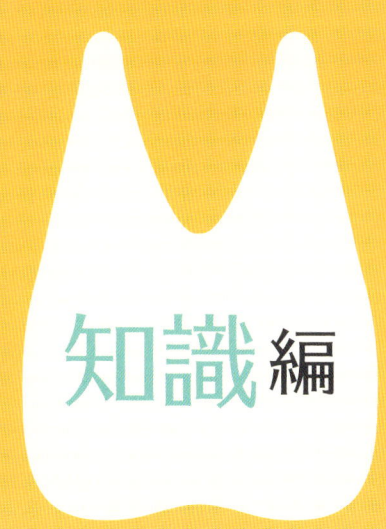

学んでみよう

私は「咬合を考える会」を主宰しており，数人の臨床家と「よい咬合とは何か」についてディスカッションを重ねてきました．今現在の結論は「よい咬合とは，なんでもおいしく食べることのできる咬合」です．それでは，なんでもおいしく食べることのできる咬合とはどういうものでしょうか．この編では，咬合について基本から学び，考えてみましょう．

① 顎関節と咬合

1）咬合をドアに見立てると，顎関節は蝶番の役割を果たしている（図1~4）

A

B

図1 ドアの蝶番と顎関節の対比

A

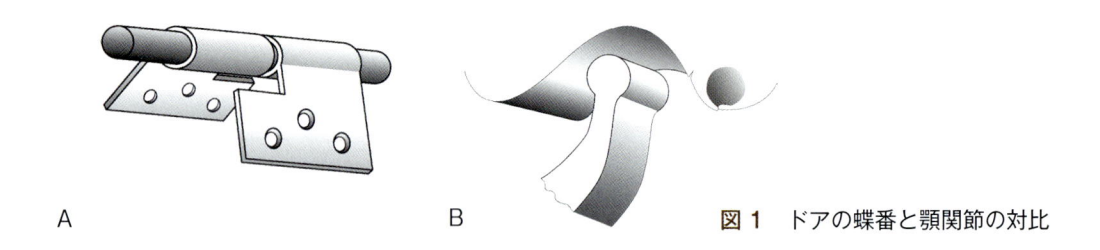

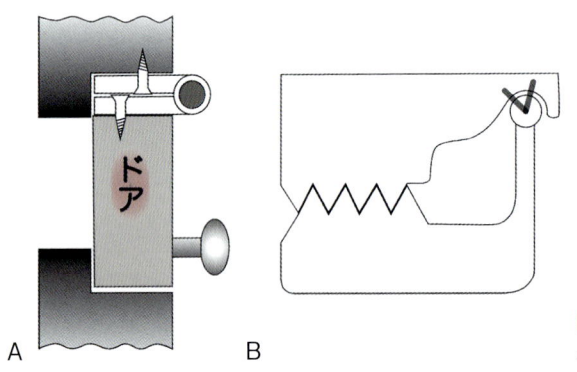

B

図2 ドアと咬頭嵌合位の模式図
A：ドアが枠に収まっている，B：咬頭嵌合位

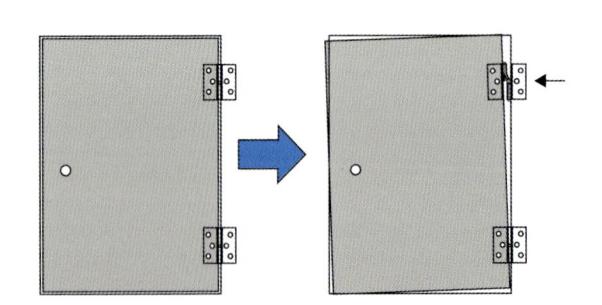

図3 蝶番が壊れたドア
蝶番が壊れてドアが枠に収まらない．

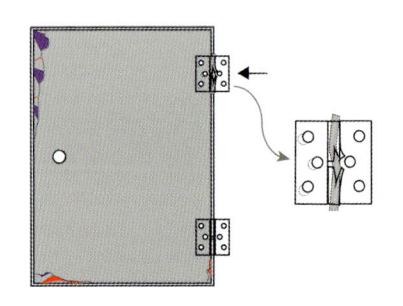

図4 ドアが壊れた様子
ドアが壊れて蝶番に負担がかかっている．

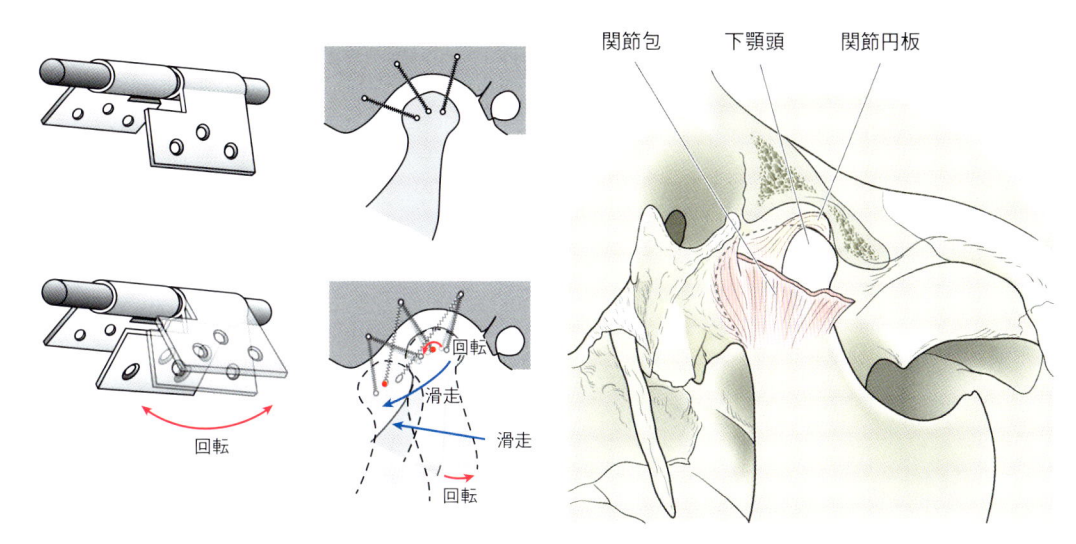

図5 ドアの回転運動とヒトの顎関節の回転運動と滑走運動の様子

図6 関節包，関節円板，下顎頭
（中沢勝宏：中沢勝宏の誰にでもわかる咬合論．デンタルダイヤモンド社，2011．より）

2）顎関節部と咬合の関係はドアと蝶番よりも複雑

普通のドアは軸を中心に回転運動をするだけですが，ヒトの顎関節は回転運動と滑走運動をします．しかも全体的には緩くつながっているという複雑さです（**図5**）．

3）関節包・関節円板・下顎頭の複合体

顎関節の形態や機能を考えるときには，関節包・関節円板・下顎頭の複合体としてとらえます．関節包・関節円板・下顎頭の複合体の基本構造は**図6**のようなものが左右1ユニットで機能します．ではこの複合体の各パーツについて説明しましょう．

（1）関節包

顎関節部を包む膜でその内面には滑膜があり，滑膜からは滑液がにじみ出てきます．関節包内部には血液関節包関門といって異物が入り込みにくいようにバリアーがあります．したがって，細菌その他の異物が血流を介して入り込むことはほとんどありません．内部に入り込むことができるのは滑液と滑液に溶け込んでいる酸素や養分などです．もちろん老廃物の運び出しもします．顎関節のように動く関節を滑膜関節とよばれるほど，滑膜と滑液は重要な組織なのです．

関節包の外側は，下顎についている靭帯のなかでも最も強固な外側靭帯でできています．形状は**図7**のように逆三角形をしていて，頰骨弓に起始部があり下顎頭頸部外側に停止部があります．下顎頭が前方移動するときには，前方の靭帯が緩んで後方部が緊張し，下顎頭が過剰に前方に移動しないように引き上げる働きをします．この働きによって，開閉口運動を含むあらゆる下顎運動で，下顎頭と関節円板の複合体がいつも関節結節に密着しています．しかし，何らかのトラブルで**図8**のように下顎頭が小さくなると相対的に外側靭帯は緩みます．

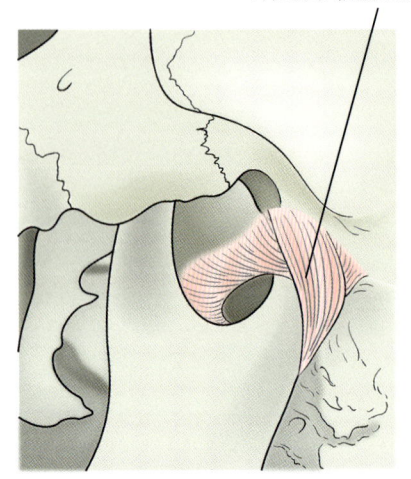

図7 関節包の外側
(中沢勝宏：中沢勝宏の誰にでもわかる咬合論. デンタルダイヤモンド社, 2011. より)

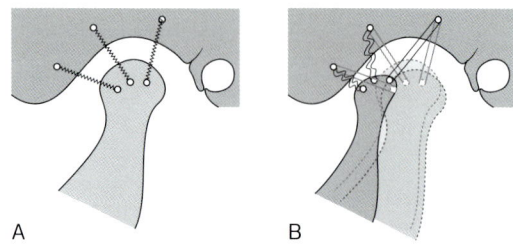

図8 下顎頭が小さくなった結果，靱帯にゆるみができる

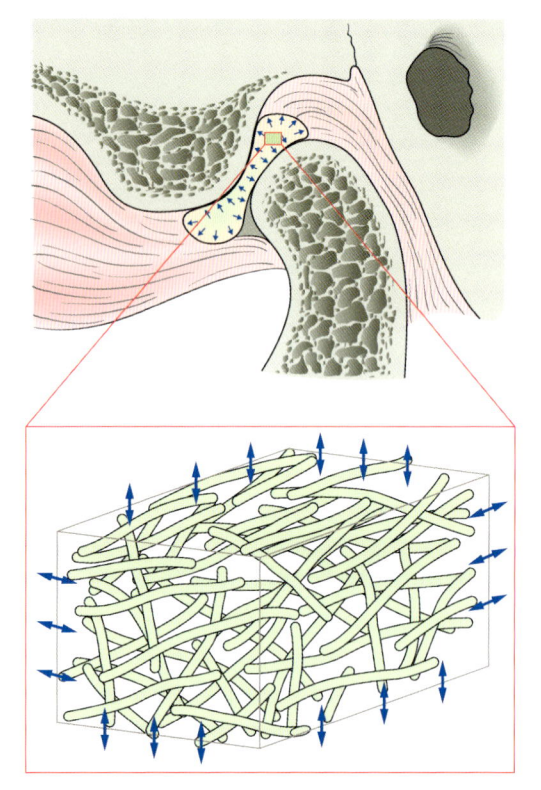

(2) 関節円板

滑膜関節の骨端と骨端の間に介在するのは関節半月か関節円板です．顎関節には高密度の弾性線維の塊でできた関節円板があります．この弾性線維は図9のように縦横に走行していて全体的な形状と強度を保っています．関節円板は図9のような形状をしていて顎関節の動きを滑らかにし，ショックアブソーバーの働きもします．関節円板は関節腔を上下に区切り，上方を上関節腔，下方を下関節腔とよびます．上関節腔は容量が大きく2mLほどあり，下関節腔は関節円板を支える靱帯で緊密に支えられているので容量は0.5mLほどです．この容量は無理に広げたときのもので，実際の体では関節腔は腔として存在せず，関節結節，関節円板と下顎頭は密着していてそれぞれの境目が滑液でぬれている状態です．

図9 関節円板
(中沢勝宏：中沢勝宏の誰にでもわかる咬合論. デンタルダイヤモンド社, 2011. より)

> **用語解説　ショックアブソーバー**
> 振動を減衰する装置．木の椅子に座るとお尻が痛いが，そこにクッションを載せると和らぐ．関節円板は低反発素材のクッションに似ている．

ときにはこの関節円板がずれてしまって自発痛や運動痛，開口障害の原因になることもしばしばあります．ずれた状況によっては開口時にクリック音がすることもあります．

(3) 下顎頭

顎関節の動く部分で，下顎骨の骨端部です．左右の下顎頭がペアになって動きます．この点が

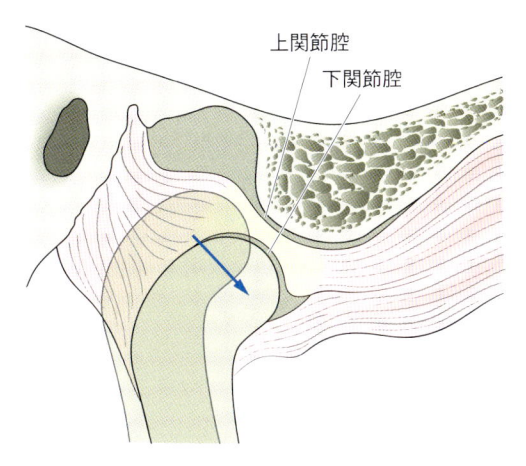

図 10 前方滑走運動時の下顎頭・関節円板とともに前方滑走する
(中沢勝宏：中沢勝宏の誰にでもわかる咬合論．デンタルダイヤモンド社，2011．より)

図 11 回転中心は関節円板付着部付近
(中沢勝宏：中沢勝宏の誰にでもわかる咬合論．デンタルダイヤモンド社，2011．より)

ほかの滑膜関節と異なるところです．下顎頭の表面は線維性軟骨で覆われています．この直上を関節円板が覆っています．

全体像は**図6**のようになっていて，関節包の外側は前述のように外側靱帯という靱帯で覆われて，下顎頭の運動制限をしています．開口運動や咀嚼運動などで顎を動かす際にはこの複合体全体が動き，それぞれのパーツが自分の仕事をします．

開口時には**図10**のように下顎頭と関節円板の塊が上関節腔に沿って前方滑走し，そのときに滑液が滑りをよくしています．同時に，下関節腔では関節円板の下で下顎頭が前方回転運動をしています．これら2種類の運動が同時に行われています．回転運動の軸は**図11**のように下顎頭内外側極の直下に付着する関節円板付着部です．

この複合体は下関節腔では緊密に結合していますが，上関節腔では比較的緩く結合しているので，左右に揺する力が加わると，関節円板と下顎頭の複合体ごと揺れ動きます．そのため咬合干渉があると，干渉の応力が下顎体を揺すります．その結果，下顎体は干渉の形と力関係でいろいろな運動経路をたどることになります．この咬合干渉については後述していますので参考にしてください．

4) どこでかみあわせたらよいのだろう

義歯などの補綴をするときや矯正治療などかみあわせが一度失われた際，患者さんがかみあわせに違和感があるときに，かみあわせをどのように評価し，どこにかみあわせを作るべきなのでしょうか．

実は歯科において，これは重大な問題なのです．近代歯科の歴史と同じくらい昔から，かみあわせの位置を巡る討論や科学的な研究が行われて，現在では，ようやく問題が整理されてきました．代表的な考え方を以下に示してみましょう．

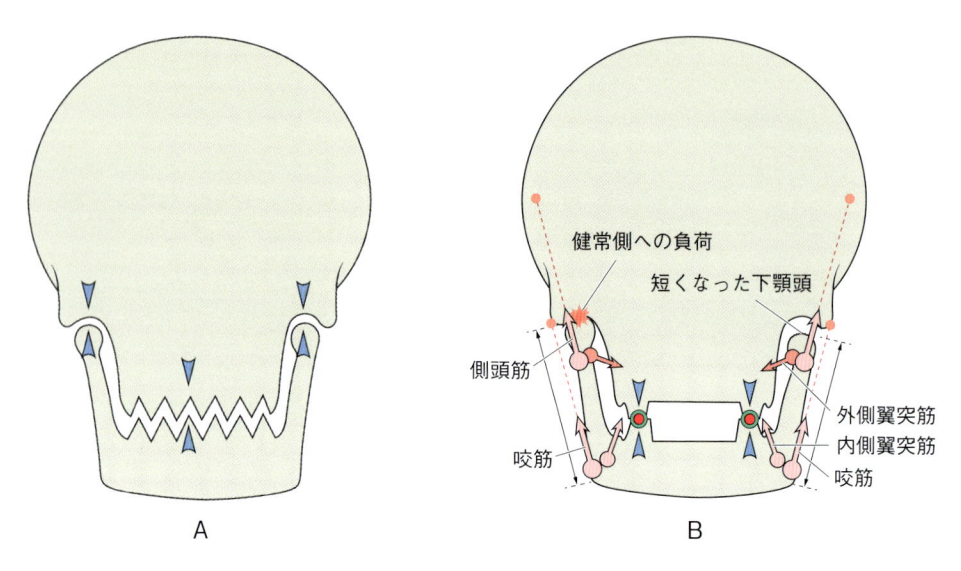

図12 咬頭嵌合位の模式図
A：正常な咬頭嵌合位，B：負荷が加わった咬頭嵌合位（中沢勝宏：入門顎関節症の臨床．医歯薬出版，1992．より）

② 下顎位の種類

　下顎位には一般的には最大咬頭嵌合位（中心咬合位），タッピング位，ゴシックアーチのアペックス，マイオセントリック，顆頭安定位および中心位などが考えられていますが，そのほかにも多くの臨床家によって独自の「理想的」な下顎位が考え出されています．

1）最大咬頭嵌合位（中心咬合位）

　上下顎の歯列が安定的に嵌合した状態で，歯列だけの問題なので顎関節構造とは無縁です．そのため，ここで論じる下顎位とは関係ありませんが，この下顎位が生体の構造と機能的に適合していれば関節構造に負荷をかけないのですが（**図12A**），咬頭嵌合位が生体の構造とミスマッチしていて，かみしめなど生体の耐性を越えるような負荷が加わるようなときには，関節構造を破壊してしまいます（**図12B**）．

2）タッピング位

　咬合平面を水平にして1秒間に3回の早さでカチカチとタッピングさせたときの下顎位です．小林[2]によると再現性が高い下顎位であるとのことです．筋肉の記憶による下顎偏心咬合つまりかみ癖を防ぎ，正しいかもしれない下顎位を得ようというものなのです．この下顎位も関節構造とはほとんど関係ありませんが，早いタッピングは開口量が非常に少ないので下関節腔のみが機能しており，閉口筋全体のベクトル方向に閉じていくのでしょう．そして下顎位に影響を与える下顎頭と関節円板の複合体は，重力や付着する筋の働きで微妙に位置が変化します．

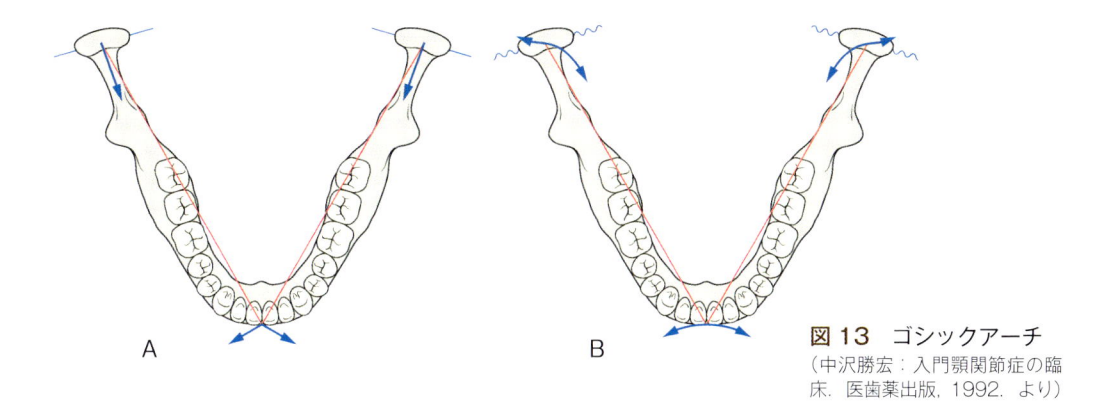

図13 ゴシックアーチ
(中沢勝宏：入門顎関節症の臨床．医歯薬出版，1992．より)

3) ゴシックアーチのアペックス

　ゴシックアーチは古典的な下顎位を探す方法ですが，安定性があるので今でも用いられています．口内描記法と口外描記法があります．どちらの方法もジグなどで咬合をもち上げて歯などの干渉がない状態で記録します．記録法は下顎をやや後方に押しながら，記録紙または記録用材料にピンで下顎運動を記録します．すると図13Aのように V 字型の軌跡が記録されるので，その先端に下顎があるところを適切な下顎位として咬合採得します．多くの場合，総義歯の咬合採得に用いられます．

　では，V 字型の頂点すなわちアペックスを解剖学的に再評価してみましょう．アペックスに下顎頭があるときの状態は，外側靱帯前方部分に緊張がある状態で，関節円板や関節結節などの組織との関係は考慮されていません．ゴシックアーチで表現されるのは，下顎頭と外側靱帯の緊張状態と下顎頭と関節円板の複合体の緊張状態だけです．したがって，下顎位を機能解剖学的に議論することはできません．また，下顎頭を支える靱帯や関節包に緩みがある例では，アペックスは存在せず円弧のようなとらえどころのない形状になります(図13B)．

> **用語解説　ジグ**
> 閉口時に上下の歯が接触しないようにする装置．常温重合レジンの塊を前歯部に載せて用いることが多い．

4) 中心位

　ナソロジーを行う歯科医によって考え出された概念です．この位置と概念は少しずつ変化していて，現在のアメリカ補綴学会による用語集には中心位という言葉は掲載されていません．しかし，実際には多くの歯科医師によって使用されています．

(1) 中心位の概念の変遷

　この用語が生まれた背景には咬合器の開発があります．高精度に咬合器を使用するには，顆頭球の運動領域と運動経路を精密に生体に近づける必要がありました．そのときに，再現性が高い位置として下顎を限界まで後上方に押しつけて，小さく開閉口運動をさせる

> **用語解説　ナソロジー**
> 近代歯科医学を大きく発展させた理論と実践．口腔内の準備から歯の形成，印象採得，咬合採得など最終補綴の装着，経過観察までを微に入り細に入り体系づけてある．現在でも徐々に発展しながら行われている．

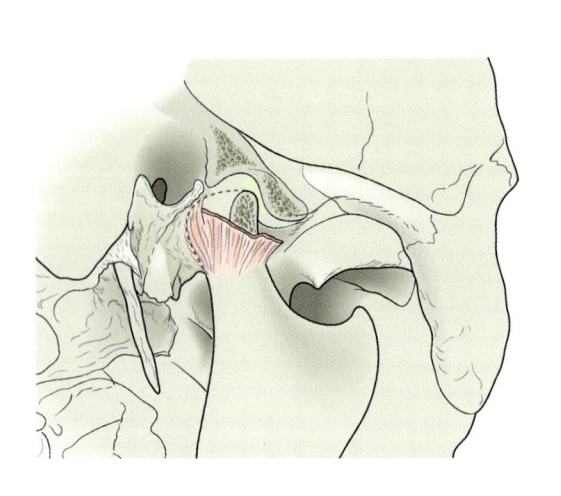

図 14　中心位
(中沢勝宏：中沢勝宏の誰にでもわかる咬合論．デンタルダイヤモンド社，2011．より)

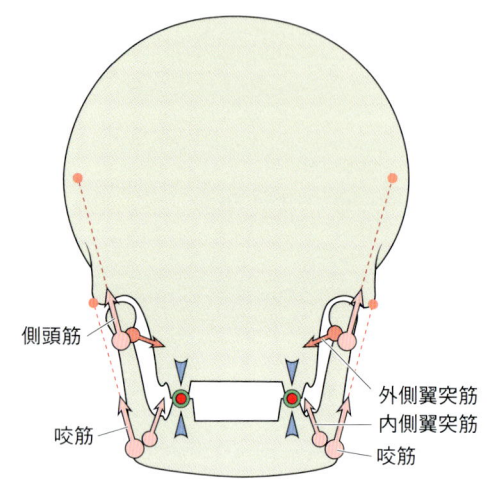

図 15　咬頭嵌合位と中心位における閉口位が一致している場合の空口時かみしめの模式図
(中沢勝宏：入門顎関節症の臨床．医歯薬出版，1992．より)

と，外部の記録装置では下顎は完全な回転運動をすると考え，生涯不変の位置であるとして生体に記録していました．しかし，この下顎位は病的な状態になりやすいので批判を受け，新しい中心位（図14）を求めて試行錯誤が行われていました．最近では，新しく下顎頭を関節円板の薄い部分である中間部を介して，関節結節に接触させるという概念が生まれました．解剖学的にも生体力学的にも安定していて実用的ですが，従来の精密な咬合器に付着する際の顆頭球の回転軸の位置と下顎頭の回転軸の位置を一致させるというコンセプトは成立していません．

(2) 新しい中心位を機能解剖学的に考える

①空口時かみしめ

空口時かみしめとは，口腔内に食物など何も入っていないときにかみしめることで，精神的緊張状態に陥ったときに誰でも行う動作です．空口時かみしめでの閉口位は，生体に負荷をかけないような状態である必要があります．

咬頭嵌合位と中心位における閉口位が一致している場合は，空口時かみしめに際しては，下顎頭と関節結節の間に力学的な負荷は生じませんが（図15），咬頭嵌合位と中心位における閉口位が不一致の場合には，空口時かみしめを行うたびに何らかの負荷が関節に加わっています（症例5参照）．この負荷が生体に破壊的な影響を与えるか否かは負荷の大きさと負荷が加わっている時間の持続性によります．つまり，かみしめ習慣の有無によるのです．

②中心位と咀嚼運動

咀嚼運動中に作業側下顎頭は中心位を通ります．下顎頭が中心位にあるときに咬合干渉があると，歯か顎関節の両方に負荷が加わります．非作業側の下顎頭に咬合干渉があると，それを避けるような運動経路をたどることになり，食べにくいという印象が生じるのです．

③この「中心位」の問題点

「どのように下顎頭を中心位に誘導するか」，そして，「咬合採得した状態が中心位であること

をどのように確認するか」という方法論が確立していないので，机上の空論といわれてしまいそうです．

③ 下顎運動

1）開口運動

(1) 単純開閉口運動

普通に開口運動を行った状態です．閉口時も開口位から閉口位に閉じていった状態です．この運動は見かけ上とても単純ですが，顎関節部で生じている現象は下顎頭と関節包の複合体では大きく分けて2つの運動が起こっています．

下関節腔では下顎頭の前方回転運動があり，上関節腔では前後方向への滑走運動が生じています．この2つの運動が同時に生じることにより滑らかな開口運動ができます．開口末期つまり最大開口位付近では下関節腔での回転運動は終了しており，関節円板と下顎頭の複合体そのものが回転運動と前方滑走運動をしていて，関節結節直下まで下顎頭が移動しています（図10，11参照）．

閉口運動ではちょうど逆の運動が生じているようです．ただし，関節円板と下顎頭の位置関係は症例によって微妙に異なるようです．

この現象を知っていると，左右の下顎頭の触診をしつつ，開口運動時の下顎切歯点の運動軌跡を観察するだけで，顎関節部で起こっていることを推測できます．たとえば，**図16A** のように開口量が少なく斜めにシフトした開口のときには，シフトした側の下顎頭が上関節腔での前方滑走運動が何らかの障害物によってブロックされていると考えられます．仮に下関節腔までブロックされているとロック状態となって開口不能になります．次に**図16B** のようにいったん片側にシフトして解き放たれたようにまっすぐな方向に戻る場合は，シフトした側の上関節腔にブロックがあり，それがいきなり外れた状態です．これはシフトした側の関節円板が前方に転位して（ずれて）しまっていて，下顎頭と関節円板の複合体の前方転位を妨げている状態だったものが，いきなり関節円板が外れて通常の開口運動が可能になったことを意味します．このときにクリック音がします．この状態は病的状態であって本書に載せる内容ではありませんが，主に関節円板の一時的前内方への転位によって生じる現象です．

(2) 後方限界運動とポッセルトフィギュア

下顎を自発的に，なるべく後方に引っ張りながら開口して最大開口位に至るまでの運動路を後方限界運動路といいます．閉口位から

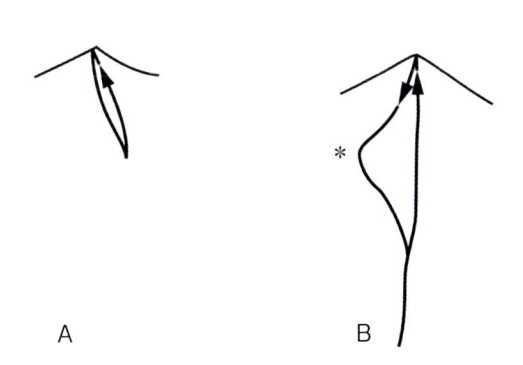

図16 開口運動時の下顎切歯点の運動軌跡
A：開口量が少なく斜めにシフトした開口，
B：片側にシフトしてまっすぐな方向に戻る場合
（＊クリック音発生時）
（中沢勝宏：入門顎関節症の臨床．医歯薬出版，1992．より）

図17　ポッセルトフィギュア（矢状面）
（中沢勝宏：入門顎関節症の臨床．医歯薬出版，1992．より）

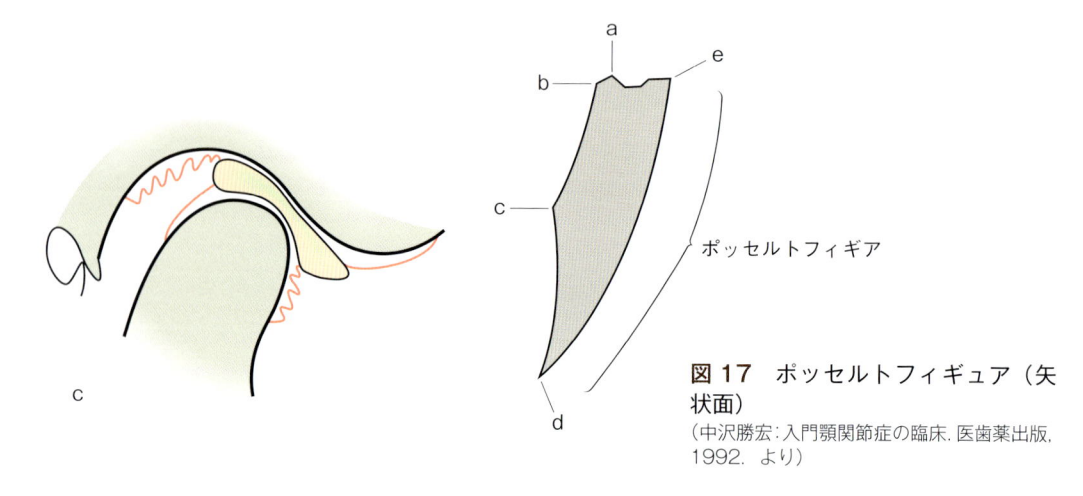

　下顎を後方に位置しながら一定の下顎に至るまで開口運動を行っているときには，下関節腔のみが機能して回転運動を行います．しかし，変曲点（ヒンジポイント）とよばれる開口位で，下関節腔の回転運動が行えなくなります（図17c）．その理由は閉口位での下関節腔の前方にある靱帯の余裕が，この点で使い切ってしまいそれ以上の回転運動ができなくなるからです（図17c）．これ以降の後方限界運動路では下顎頭と関節円板の複合体が回転しながら前方滑走運動を行います（図17d）．

　このように顎関節部の左右側方からの限界運動路，前方限界位からの開口運動路のすべてを下顎切歯点での運動経路を結んだ経路を，三次元的立体図として表現した物がポッセルトフィギュアとよばれる横から見た図形です（図17）．この図形で咬合論的に意味があるのは**後方限界運動路**だけですが，この論文が報告されたときには全世界的に驚きをもって迎え入れられました．

2）接触滑走運動と誘導路

　日常の生活で私たちが普通に行っている下顎運動は，おそらく接触滑走運動ではないでしょうか．つまり無意識下でのかみしめや歯ぎしりです．ヒトが普通に生活した場合に，1日24時間の間で上下の歯が接触している時間は約20分以内であることは，多くの研究結果から明らかになっています．もちろん咀嚼運動中にも側方運動経路の重要性はみられるのですが，たいていは無意識下での歯ぎしりが接触時間を長くします．無意識下での接触滑走運動があるときに，滑らかでない状態があると何となくまずい気がします．では，この何となく滑らかな状態を作る環境は何でしょう．それを誘導路といいます．

(1) 誘導路（歯の接触滑走運動）について

　誘導路はかみしめられる位置から，下顎を前方や左右にずらそうとしたときに滑らかな面で下顎を導いてくれる斜面です．この斜面が誘導する運動のことを接触滑走運動といいます．

(2) 接触滑走運動

　上下顎の歯列が咬頭嵌合位から前方や側方に歯を接触させながらずらしていったときに，その接触運動を誘導する上顎歯面を誘導路といいます．

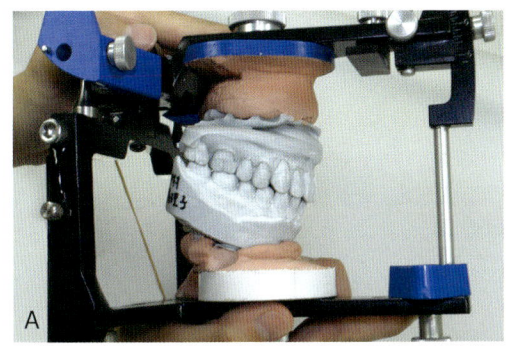

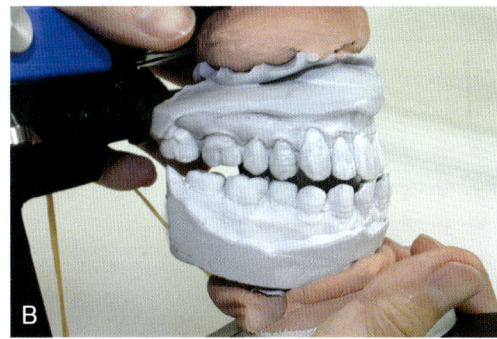

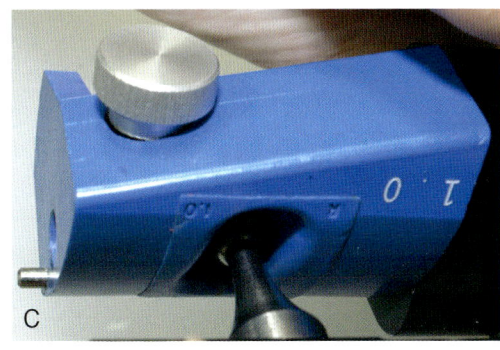

図18 前方滑走運動
A：咬頭嵌合位．B：前方運動をすると臼歯部は開咬になる．C：顆路を作るフォッサボックス

(3) 前方滑走運動誘導路

　下顎が前方移動する際には上顎前歯部が誘導路の役割をしますが，上顎歯列と下顎歯列が大きく離れていたり，前歯部開咬の症例では，前方滑走運動の誘導路が存在しないことになります．上顎歯列に問題がなくても，臼歯部の歯列の状態や下顎位のズレおよび下顎頭の運動経路の影響などによって，下顎を前方移動した際に臼歯部がぶつかれば干渉ということになります（**図18**）．

(4) 側方滑走運動誘導路

　側方滑走運動では，一部の歯科医師からは上顎の犬歯が誘導路になることが理想的であると考えられ，犬歯誘導とよばれています．とくに上顎犬歯には特別な機能があるので何が何でも犬歯誘導を確立しようとした時代がありました．現在でも犬歯誘導を重要な要素として考え，多少無理な条件でも犬歯誘導を確立しようとする考えもあります．私は犬歯誘導が可能であれば犬歯誘導を採用しますが，犬歯誘導でなくても誘導路が確立していればそれでよいと考えています．

　犬歯誘導以外の誘導路としては，側方の数歯，たとえば第一・第二小臼歯が一緒に誘導路を形成したり，犬歯から始まって第一・第二小臼歯へと順番に誘導路を形成したりなど状況に応じて形成されます．このような状態をグループドファンクションとよんでいます．

　ただし，アングルのⅡ級2類の例にみられるような上顎前歯部の舌側斜面を誘導路とすることは，側方運動時に作業側の下顎頭が後方ベクトル（後方に押す力）を受けるのでおすすめできません（**図19**）．さらに，大臼歯部が誘導路を形成すると，側方運動時に顎関節部に直接的に誘導面の反作用が生じるので，滑らかな側方運動がしにくくなり，ときにはこの干渉そのものが

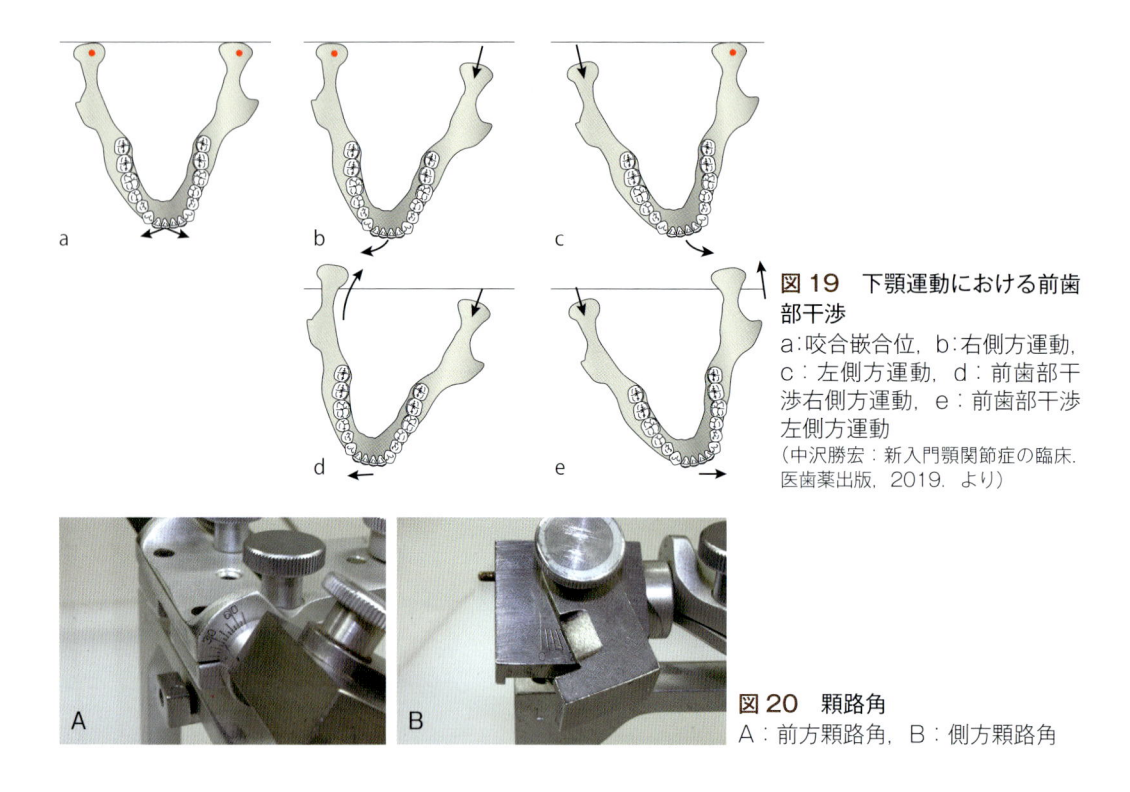

図19 下顎運動における前歯部干渉
a：咬合嵌合位，b：右側方運動，c：左側方運動，d：前歯部干渉右側方運動，e：前歯部干渉左側方運動
(中沢勝宏：新入門顎関節症の臨床. 医歯薬出版，2019. より)

図20 顆路角
A：前方顆路角，B：側方顆路角

顎関節部に外傷となる力が加わって障害が生じることがあります．

3) 顆路（かろ）

　誘導路について，私たちは下顎の動きについて，歯の周りのことばかり観察してきました．しかし，問題とする咬合干渉に影響を与える要素としてもっと大切なことがありました．それは，顆路とよばれる要素です．では，顆路とはいったい何でしょうか？

　顆路とは，下顎が前方滑走運動や側方滑走運動を行う際に生じる下顎頭付近の基準点の運動経路のことです．図18をみてみましょう．たとえば，下顎が前方に移動する際に誘導路として上顎前歯部に沿って下顎体が前方に移動するのに，顆路の角度が臼歯部の離開に大きく影響を与えることがわかります．側方運動においても同様のようです．

　生体の顆路は昔はパントグラフという口腔外記録装置によって記録されました．全調節性咬合器とよばれる本格的な咬合器の顆路を調節する際に，パントグラフが用いられたのです．そのときの咬合器システムそのものは，非常に高額で調節も難しいので，一部の研究者やマニアの間だけで用いられていました．現在では半調節性咬合器といわれる必要最小限の調節性のある咬合器が一般的です．チェックバイトといわれる側方運動と前方運動，中心位の3カ所の下顎位で前方顆路角と側方顆路角を調節します（図20）．最近では，イミディエイトサイドシフト（ISS：immediate sideshift）とよばれる顎関節部のがたつき（緩み）を調節する機能のある咬合器が多く使われています（図18C）．

　このような複雑な咬合器を用いて，装着時になるべく干渉がなく調整をしないですむ補綴物を

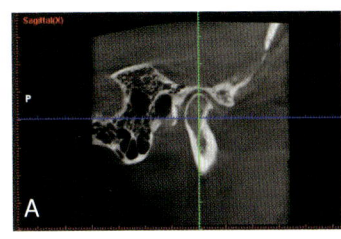

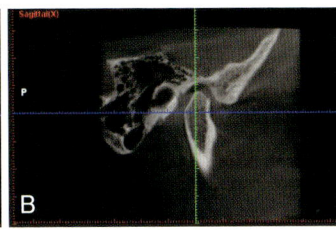

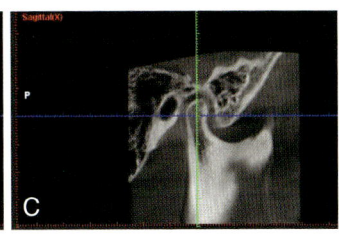

図21　関節結節後壁斜面の角度を比較する
A：緩やかな角度の症例．クリステンセン現象による臼歯部離開量が少ないので，臼歯部の咬合干渉が生じやすい．
B：中間型の症例．よくみることのできるタイプである．
C：急峻な症例．咬合干渉は生じにくいが，下顎頭がキツキツに治まっている例が多く，かみしめ時間が長いと顎関節部に症状が現れやすい．
（中沢勝宏：下顎頭と下顎窩の骨学．歯界展望，2014，**123**（3）：565．より）

作ります．上手に使いこなすと目的の効果が期待できますが，操作に精密な技法が要求されるのであまり一般的ではありません．私の診療室では，院内に熟練した専属の歯科技工士が数名おりますので何とか使いこなしていますが，より簡便な咬合器を使用している診療室が多いでしょう．できあがった補綴物を干渉がないように調整すれば結果は同じですので，咬合器に固執する必要はありません．

それではこの顆路傾斜とかイミディエイトサイドシフトとよばれる現象はどのようにして生じるのでしょうか．

顆路傾斜は，関節円板と下顎頭の複合体が前方滑走運動をする際に通る運動経路ですが，解剖学的には関節結節後壁の角度の影響が大きいようです．

顆路の前方傾斜角は先に述べたパントグラフやチェックバイト法などで計測する間接的な計測法です．CBCTでは直接経路を可視化できますが，実際には下顎窩後方斜面と下顎頭の間には軟組織があるのでそのままの角度ではありません．しかし，参考にはなります．

図21は傾斜角が緩やかな症例，中間そして急峻な症例を示しています．緩やかな症例（**図21A**）は下顎頭が下顎窩内を自由に移動できるし，急峻な症例（**図21C**）は下顎窩に下顎頭が下顎窩に閉じこめられた印象があります．関節結節が高く大きくなっています．このように下顎窩が深く関節結節が発達している例は矯正学的なⅢ級に多いようです．**図21B**はその中間でテキストのイラストなどでもよく目にする大きさ，角度です．これらの角度と顎関節症発症との関係はないと考えています．

急峻な関節結節の例は傾向として，下顎位が安定し犬歯誘導も作りやすく全体的にモデルのような咬合を作ることができます．関節結節の低い例は，クリステンセン現象によるディスクルージョンの角度が少ないために臼歯部の咬合干渉を起こしやすいようです．したがって，できあがった咬合面は平坦になってしまいます．

イミディエイトサイドシフトは下顎頭を支える靱帯と関節円板を支える靱帯の緩みが表現されているのが普通

用語解説　クリステンセン現象
顎の前方運動や側方運動時には下顎頭が前方移動する．その際に咬合平面からみれば下顎頭は下方に下がるが，この現象のことをいう．

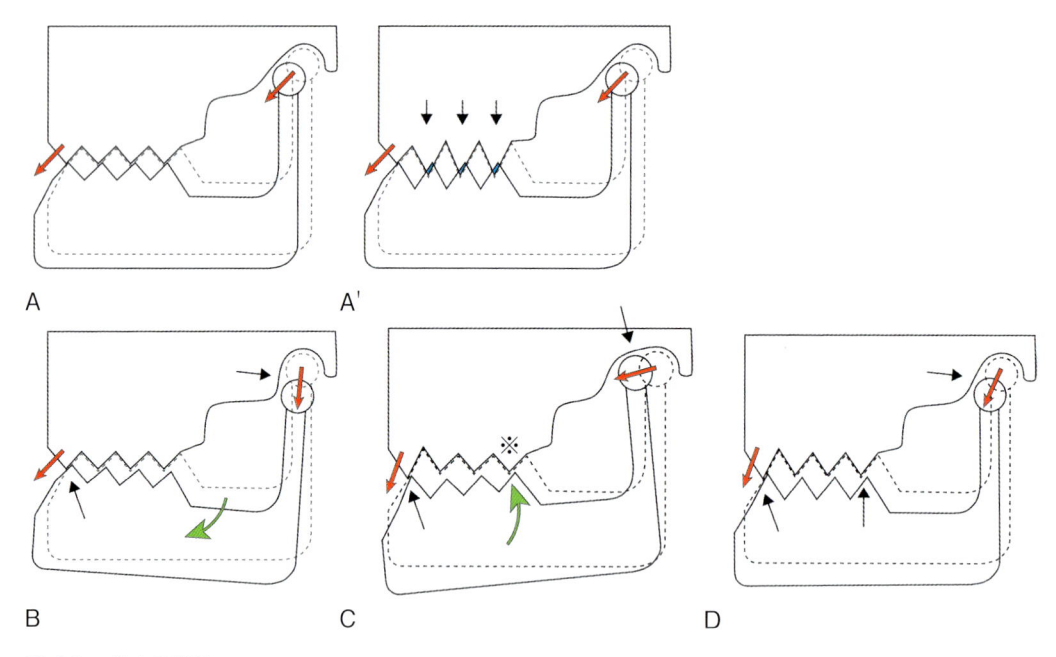

図22　前方誘導路

です．しかし，なかには下顎窩に対して下顎頭が大きくて骨レベルできっちりと下顎頭がはまっているような症例では，イミディエイトサイドシフトは非常に小さく，反対に下顎窩に対して下顎頭が非常に小さい例もあります（**図8B 参照**）．そのような症例ではイミディエイトサイドシフトは大きいのです．

4）接触滑走運動における誘導路と顆路の関係

この問題は忘れられがちですが，一番重要な点です．たとえば前方滑走運動に際して，以下に解説します．

(1) 前方誘導路

①緩やかである場合に顆路も緩やかであると，**図22A，A'** のように下顎全体として緩やかな角度をもって前下方に移動します．臼歯部の歯の形状と咬合に前後的に凹凸が急峻であれば干渉となりますし，フラットに近ければ干渉しません．

②緩やかである場合に顆路が急峻であると，下顎全体は矯正学でいうクロックワイズに回転し，後方歯ほど離開が得られやすく，前方歯群では干渉しやすくなります．ただし，影響の大きい後方臼歯部の離開が得られるので障害は少ないでしょう（**図22B**）．

③急峻である場合に顆路が緩やかであると，**図22C** のように下顎全体としては矯正学でいうアンチクロックワイズに回転し，後臼歯部ほど干渉しやすく，前方歯ほど干渉を避けることができます．ただし，この状態を患者

> **用語解説**
> **クロックワイズ**
> 矯正学で標準的に用いられるセファロ分析で使われる用語．時計の針が回転する方向への回転．
> **アンチクロックワイズ**
> 時計の針の回転方向の逆方法への回転．

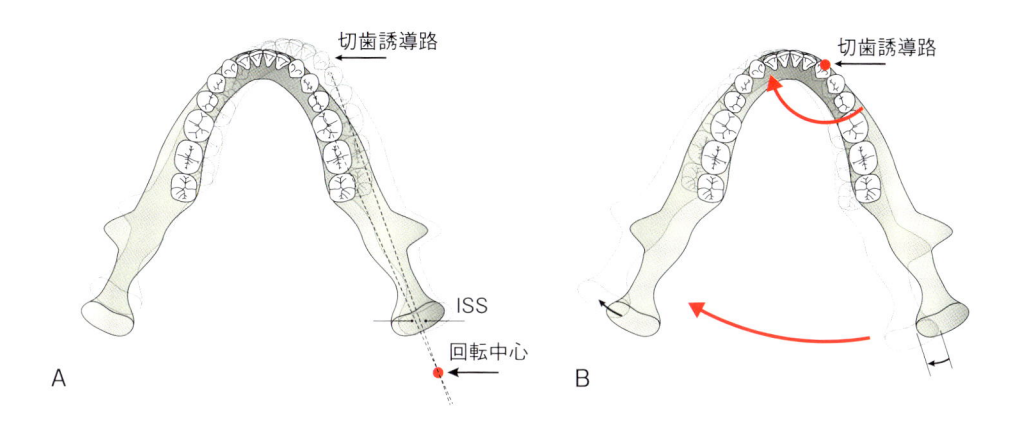

図23 イミディエイトサイドシフト
A：側方切歯路角が緩やかな場合にイミディエイトサイドシフトが小さい場合
B：側方切歯路角が緩やかな場合にイミディエイトサイドシフトが大きい場合
（中沢勝宏：入門顎関節症の臨床．医歯薬出版，1992．より）

さんに受け入れてもらうのは大変かもしれません．
④急峻である場合に顆路も急峻であると簡単に臼歯部の離開が得られます（**図22D**）．

では，側方切歯路角の影響はどうでしょうか．

(2) 側方誘導路
①緩やかである場合に顆路も緩やかであると，咬合平面が相当フラットにならないと咬合干渉を起こしやすいでしょう．
②緩やかである場合に顆路角が急峻であると，非作業側の大臼歯部の離開は得られやすいでしょう．
③急峻な場合に顆路が緩やかであると，作業側臼歯では離開が得られ干渉が生じにくいでしょう．しかし，非作業側では干渉が生じやすいでしょう．
④急峻な場合に顆路も急峻であると，作業側臼歯での干渉は生じにくく，非作業側の干渉も生じにくいでしょう．

　こうして全体像をみると咬合干渉のある例に，それを避けるためにアンテリアガイダンス（切歯路）を急峻にしても，患者さんにとって前歯が邪魔なだけで，大きい効果は得られそうにありません．むしろ歯の形状を工夫したほうがよさそうです．
　顆路は生まれつきの形なので，術者が調節することはできません．時々DJDといって変形性顎関節症で急峻であった顆路が平坦になった症例に巡りあうことはありますが，術者がこの角度を調節することはほとんどできません．

(3) イミディエイトサイドシフト（ISS）の影響
　イミディエイトサイドシフトは基本的に顎関節の側方への緩み，すなわち，がたつきを表現しますので，前方滑走運動に関しては何の影響もありません．側方運動についてのみ関係があります．
①側方切歯路角が緩やかな場合にイミディエイトサイドシフトが小さいときには，上方からみた

下顎全体は作業側下顎頭を中心とした回転運動をします（**図23A**）．
②側方切歯路角が緩やかな場合にイミディエイトサイドシフトが大きいときには，上方からみた下顎全体の回転中心は後方にあって，臼歯部の干渉が生じやすいです（**図23B**）．
③側方切歯路角が急峻な場合にイミディエイトサイドシフトが小さいときには，臼歯部の干渉が生じにくいので，咬合面形態は尖った咬頭をもつことができます．
④側方切歯路角が急峻な場合にイミディエイトサイドシフトが大きいときには，上方からみると下顎全体は誘導路を中心として下顎がイミディエイトサイドシフト分だけ回転運動をします．このような状況が続くと関節のがたつきが大きくなってしまう可能性があります．

　このようにイミディエイトサイドシフトが小さければ問題が生じにくいのですが，イミディエイトサイドシフトが大きい症例に，臼歯部の干渉を避けるために前歯部の誘導路を急峻にしても無意味であることがわかります．反対に考えると，関節が緩んでいる症例では，臼歯部の咬合面形態は平坦にならざるをえません．

④ 咬合採得

　患者さんを目の前にして咬合を感じるのは，咬合採得という作業かもしれません．ブリッジやクラウンの形成，印象採得が無事終了した後に，患者さんの上顎歯列と下顎歯列の位置関係を記録するのが咬合採得という作業です．この過程で少しでもずれて記録されると，ブリッジやクラウンのセットでは，補綴物をたくさん削ったり再製作に陥ったりと根本的な問題を抱えることになります．歯科技工士のそれまでの作業がすべて無駄になったりします．
　咬合採得に際しては，どの目的でどの下顎位を選択し，どの素材でどのようにして記録するか，担当歯科医師の好みで材料や方法が異なります．私は硬化時の寸法精度が高く，硬い材料が好みなので咬合採得用のレジンを用いています．

⑤ 歯の形態

　咬合を意識した歯の形態と一般的にいう歯の解剖学的形態は全く異なるコンセプトをもっています．一般的にいう歯の解剖学的形態は，地球上に生命が誕生して以来の自然選択を経て成り立った形状なので，何らかの意味はあるのでしょう．しかし，生体のもつゆらぎを考慮すると，その解剖学的形状がその生体にとって最適とは限らないと考えます．
　歯科に関わる多くの学者が，長年にわたって咬合面形態を研究してきて，上下顎の歯の接触関係の理想を考え，ABC接触やMULDの法則，BULLの法則などいくつかの原則を考え出しました．
　しかし，これらの原則は，実は総義歯を安定させるための形式的な原則にすぎないので，今あなたの目の前にいる患者さんを考えるときに必要な原則ではありません．

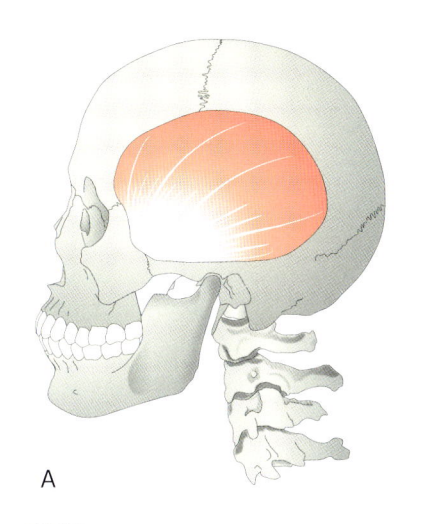

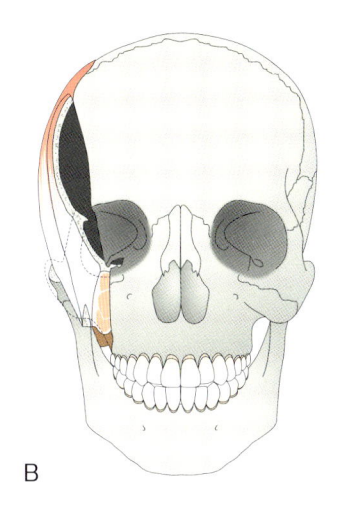

図24 側頭筋
A：側方から観測すると側頭部全体を埋め尽くす大きな筋肉である．
B：筋突起の奥には側頭下窩までの奥行きがあり，眼窩後方にあたり，目の症状ともかかわる可能性がある．
(中沢勝宏：筋肉．歯界展望，2014，**123**(6)：1141-1147．より)

　患者さんがさまざまな下顎運動をしても違和感なく咀嚼できて，無意識下の下顎運動でも特定の歯に負担がかからないような形態が理想的です．この条件で咀嚼機能が高ければより理想的です．
　目的達成のためのアドバイスは，前歯部と臼歯部の干渉がなく，できれば咬頭が高いほうがよいでしょう．そのために誘導路と顆路角のチェックをしましょう．先に述べたように咬頭を高くできる症例と，そうでない症例があるので，より理想に近い咬合面を得るためには，理想的な咬合器と下顎運動のチェックが必要なのです．

⑥ 筋

　咬合について考えるうえで，今まで関節の構造と歯の形態にこだわって述べてきました．でも，よく考えるとかむ力や開口力を出すのは筋肉です．さらに，咀嚼や無意識の閉口をコントロールしているのは，関節の形状と脳の下位中枢でコントロールされている閉口筋群です．咬合にかかわる主な筋肉は側頭筋，咬筋，外側翼突筋，内側翼突筋です．

1）閉口筋群

　閉口筋群において「かみしめ」にかかわる筋肉は側頭筋，咬筋のみです．どちらも頭蓋につく筋肉としては強大でかむ力の大半を担っています．

(1) 側頭筋
①形状
　図24Aのように側頭窩を埋める厚みのある筋肉で，側頭部側頭窩および側頭下窩に起始部が

表1 咀嚼筋の筋紡錘分布数（ヒト）

（ ）内の数は片側での筋紡錘総数に対する％を示す．

研究材料		ヒト科
顎運動	関与筋	ヒト
開口	顎舌骨筋	0
	顎二腹筋前腹	0
	顎二腹筋後腹	0
	外側翼突筋	6（1）
閉口	側頭筋水平部	208（40）
	側頭筋内垂直部	134（26）
	側頭筋外垂直部	0
	側頭筋中間部	0
	頬骨下顎筋	—
	咬筋深層部	23（4）
	咬筋浅層部	91（18）
	内側翼突筋	59（11）
	合計	521

（東京医科歯科大学歯学部顎口腔総合研究施設編：顎運動とそのメカニズム．日本歯科評論社より改変）

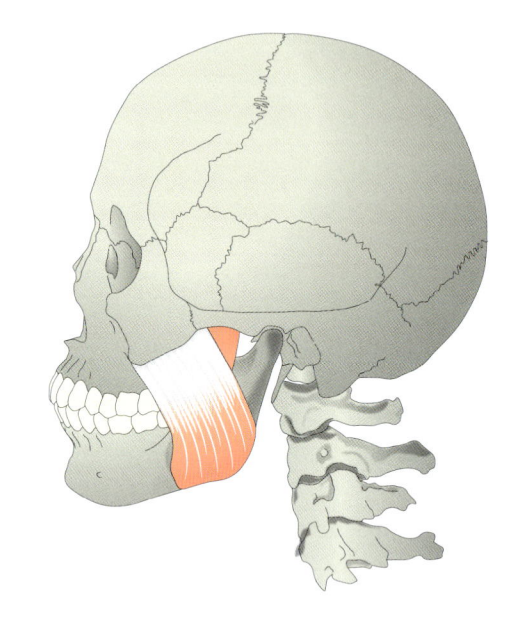

図25 咬筋

分厚く強大な筋肉である．外側は腱で覆われ常に大きな力を発揮していることが推測される．後方にある腱のない部分は，内層部で表層とは全く異なる働きをする．
（中沢勝宏：筋肉．歯界展望，2014，**123**（6）：1141-1147．より）

あり，下顎骨筋突起に停止部があります．停止部付近から側頭窩半分ほどまで腱で占められ，相当大きな力に耐えられる構造になっています．側方からの模式図でみると厚みのない扇のようにみえますが，**図24B**のように筋突起のある側頭下窩の付近では厚みがあり，強大な筋肉です．

②**機能**

側頭筋は前腹から中腹にかけての筋が側頭下窩に近く分厚くなっています．そして，収縮するときには筋突起を上方に牽引しますが，主として後腹が収縮すると下顎を後方上方に，前腹では前上方に牽引します．しかし，全体としては力が働く方向は上方です．その結果として，顎関節部を支点にした閉口運動となります．

ところが，側頭下窩に起始部がある側頭筋深部すなわち側頭筋水平部は収縮時の力のかかる方向が上方というより内側なので，側方運動やバランスをとる働きをしているのかもしれません．この筋肉に関する情報がないので推測の域を超えません．

側頭筋に分布する筋紡錘の数は**表1**のように，咀嚼筋のなかでも圧倒的に多く，とくに側頭筋水平部での筋紡錘の数が圧倒的に多いようです．純粋に筋突起を上方に牽引する働きのある側頭筋表層には，筋紡錘はなく内側にいくに従って筋紡錘が増加していることから考えると，側頭筋の内側部はバランスをとる働きをしていると推測されます．

筋紡錘は筋肉の長さのセンサーなので，属する筋肉の長さのデータを上位中枢にIα神経線維を介して送っています．つまり，筋紡錘があることで筋肉が長さのバランスをとることができる

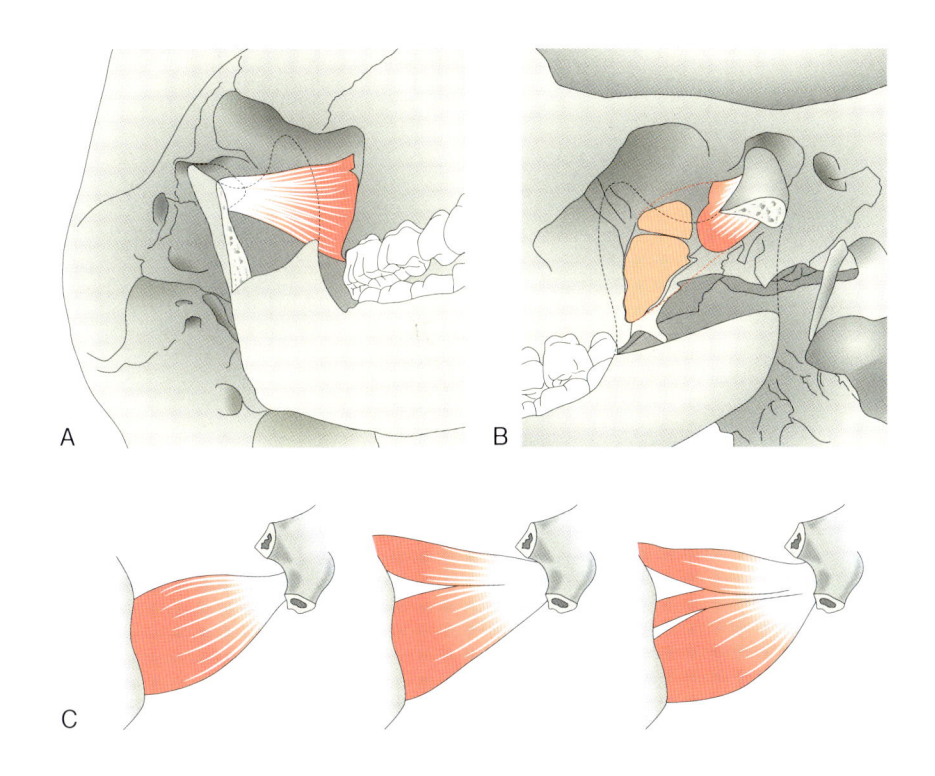

図26 外側翼突筋
A：外側翼突筋は基本的には二頭筋で複雑な形状をしている．
B：上頭は蝶形骨大翼の側頭下面に起始部があり，下頭は蝶形骨翼状突起外側面全体に起始部がある．
C：外側翼突筋のバリエーションとして単頭筋や三頭筋も高率で存在する（日本人深頭筋の解剖学的研究（1）．歯科学報．1959；59．および上條雍彦．口腔解剖学2 筋学．アナトーム社，1996．をもとに作成）
（中沢勝宏：筋肉．歯界展望．2014．**123**（6）：1141-1147．より）

可能性を示しています．しかし，その数が多いからといって高感度であるとは限りません．

(2) 咬筋

①形状

　図25のように頬骨下縁と側頭骨からなる頬骨弓下縁に起始部があり，下顎枝外側面全体に停止部があります．そして，起始部から筋長の半分ほどは腱で覆われており，筋力が大きいことが想像されます．そして，頬骨弓下縁に起始部がある咬筋深部筋は，この**図25**ではわかりにくいですが，下顎枝中央部付近に停止部のある小さな逆三角形の筋です（**図29**）．形状からいっても主たる咬筋とは機能が全く異なることが推測できます．

②機能

　咬筋はその名のとおり閉口時に機能します．通常は機能時に下顎体を前上方に牽引します．そのときに下顎頭と関節結節が支点となって閉口運動が起こりますが，比較的前方に食片があれば，それが支点となって顎関節部に圧迫力が生じます．ただし，立体として考えると生体力学的に複雑な力が生じます．

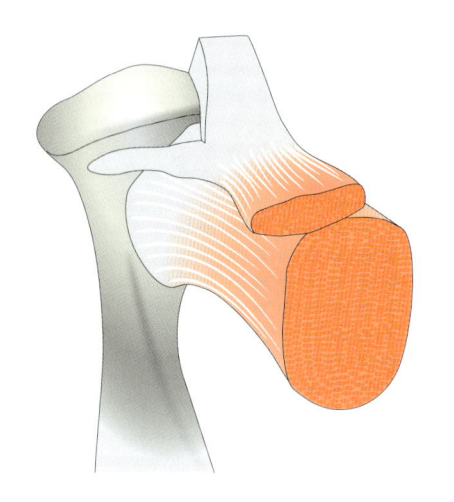

図 27　上頭の停止部
上頭の停止部の一部は関節円板またはその支持組織にあり，さらに一部は下顎頭翼突筋窩にあり，下頭の停止部は下顎頭翼突筋窩にある．単頭筋における起始停止の部位は文献がなく，説明できない．
（中沢勝宏：筋肉．歯界展望，2014，**123**（6）：1141-1147．より）

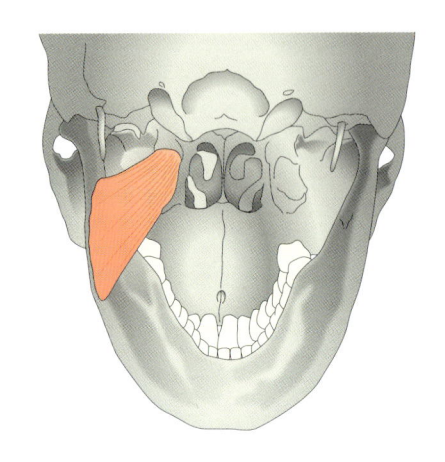

図 28　内側翼突筋
下顎枝内面に停止部がある薄く弱い筋肉．顎関節症と考察するうえで重要な筋肉である．
（中沢勝宏：筋肉．歯界展望，2014，**123**（6）：1141-1147．より）

2）バランスをとる筋群

　バランスをとる筋群は外側翼突筋，内側翼突筋，咬筋深部筋および側頭筋水平線維群です．

(1) 外側翼突筋

①構造

　この筋の構造は**図 26A** のように複雑です．上頭と下頭に分けて考えられている二頭筋であり，上頭は蝶形骨大翼の側頭下面に起始部があり，下頭は蝶形骨翼状突起外側面に全体に起始部があります（**図 26B**）．外側から観察すると上頭と下頭はそれぞれ筋膜で覆われていて別の筋のようにみえますが，内側から観察すると一つの筋にみえます．また，単頭筋や三頭筋の例もみられます（**図 26C**）[3]．

　上頭の停止部は関節円板か支持組織と下顎頭翼突筋窩にあり，下頭は下顎頭翼突筋窩にあります（**図 27**）．上頭と下頭は異なる方向を向いていて，起始部の影響を受けて下頭は下顎頭からみると前下内方に傾いています．

②機能

　この筋は主として下顎を前方あるいは側方に移動するときに働きます．以前は上頭は関節円板を前方に牽引し，開閉口運動に伴う関節円板の前方移動に寄与して関節円板の位置を微妙にコントロールしていると考えられていました[4]．しかし，筋の働きを微妙にコントロールするにはセンサーとして筋紡錘が必要ですが，**表 1** のように外側翼突筋には全体の 1% 程しかないので，生理学の立場で考えると不可能な仮定であるといえます．さらに，先述の単頭筋の例などでは存在しない仮定です．

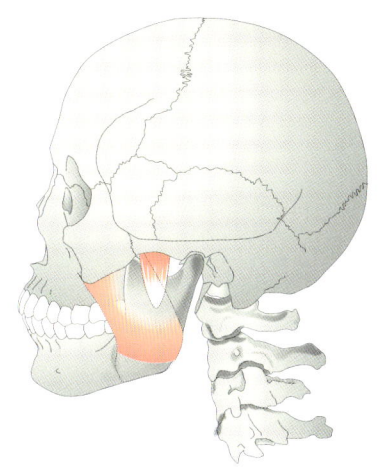

図29 咬筋深部筋
外側の大きい咬筋とは全く異なる働きをする．
（中沢勝宏：筋肉．歯界展望，2014，**123**（6）：1141-1147．より）

（2）内側翼突筋
①構造
　起始部は蝶形骨翼状突起内面にあり，停止部は下顎骨筋突起内面にある薄い弱い筋肉です．**図28**のように腱がなく強い力を発揮する筋肉ではありません．
②機能
　大きな咀嚼力を発揮するときに緊張します．しかし，この筋の主な仕事はバランスをとることにあります．

（3）咬筋深部筋
①構造
　咬筋の項で述べたように咬筋直下にある薄く小さな逆三角形の筋です．起始部は頰骨弓下縁にあり停止部は下顎枝外面にあります（**図29**）．
②機能
　内側翼突筋と全く同じです．

【知識編のまとめ】

　知識編では「よい咬合とは何か」について述べてきました．では，咬合が悪かったら何が起こるのでしょう？
　お読みいただいてご理解いただけたと思うのですが，よい咬合という定義は学問的には存在しないのです．ここで述べることができるのは，昔から学者たちがいろいろな仮説を打ち立て，こういう咬合がよいのではないかと議論してきていることです．
　知識編のはじめに述べたとおり，よい咬合とはおいしく食事ができる咬合でよいのではないかと考えます．しかし，症例編でも述べたとおり，よくない咬合というのは判断可能なので，「よくない咬合ではない咬合」がよい咬合なのかもしれません．

実践編

チャレンジしてみよう

「症例編」，「知識編」をすませてきましたのでいよいよ実践に入りたいと思います．歯科衛生士が咬合に携わるための実践です．歯科衛生士として患者さんのメインテナンスや歯周管理を行う際に，咬合の要素がとても大きいことは分かったけれども，どこをどのようにみたらよいのかわからないという状態だと思います．

私の診療室では代々の歯科衛生士たちが行ってきていることです．新人歯科衛生士もはじめは戸惑っていても，自然にできるようになっているので，心配いりません．あなたも積極的に咬合に携わってみましょう．

✅ チェックポイント1　ポステリアサポート

閉口した際に上下顎のポステリアサポートが機能しているかどうかを確認します．ポステリアサポートとは，閉口した際に相対する上下顎の歯列，義歯がしっかりとかみあって閉口力を支持する状態のことです（**図1**）．

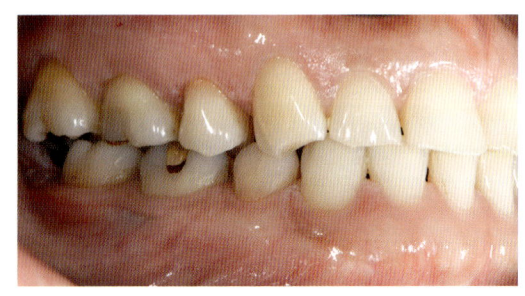

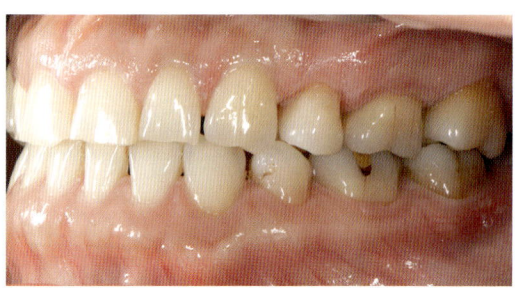

図1　臼歯部の支え
咬合を作る際に最も大切なのは臼歯部の支えである．閉口した際にこの支えがないと前歯や顎関節に非生理的な力が加わりやすい．

✅ チェックポイント2　閉口運動

閉口時にどこかの歯または補綴物が接触して安定した位置に収まるまでに滑るかどうかを確認します．滑らなければよいですが，閉口時に「カツン(A)→滑って(B)→ストン(C)」という具合に滑るようであれば歯科医師に相談しましょう．たとえ滑る時間が短くても注意が必要です（**図2**）．

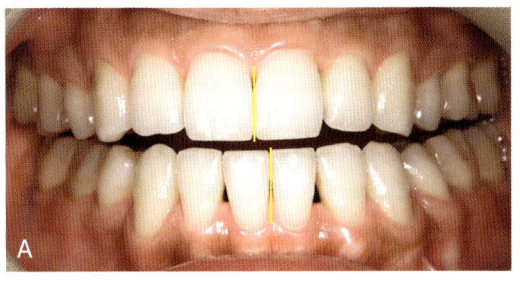

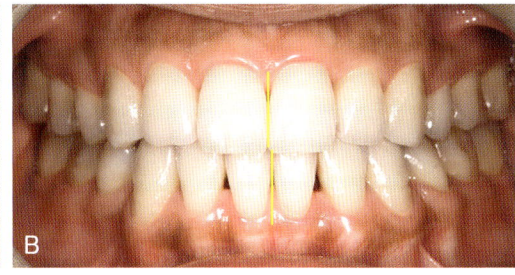

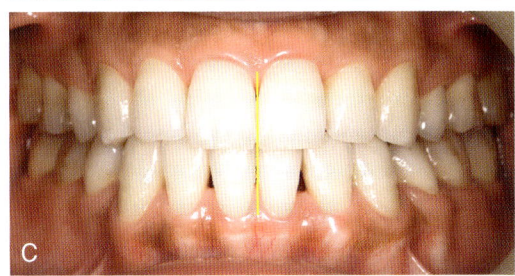

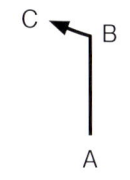

図2 閉口時の早期接触
開口時（A）から閉口し，早期接触（B）を経て，咬頭嵌合位（C）に至る．要注意の症例．

✅ チェックポイント3　フレミタス

　フレミタス（動揺までいかないわずかな振動）を触れてみましょう．患者さんに普通に閉口してもらい，センサーとして指を歯列に沿わせて，閉口したときに揺れ動く歯の存在を確認します．ときには側方運動をしてもらい歯の揺れを確認します．状況によっては歯科医師に相談し，咬合調整や固定など何らかの処置を必要とすることがあります（図3）．

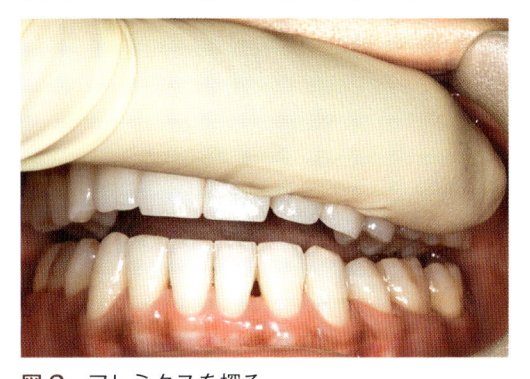

図3　フレミタスを探る
指を歯列に沿ってそっとおいて静かに閉口させる．かみしめた際に早期接触のある歯や緩んでいる歯のみが揺れて動くのがわかる．

✅ チェックポイント4　歯の動揺度

　歯の動揺度を確認してみましょう．過重負担部位では歯の動揺が進行し，条件が悪ければ周囲の骨の吸収など歯周病の進行を促します（図4）．

図4　歯の動揺度の検査
2本の棒状インスツルメントの先端を写真のように歯に当てて，交互に押して動揺を確かめる．

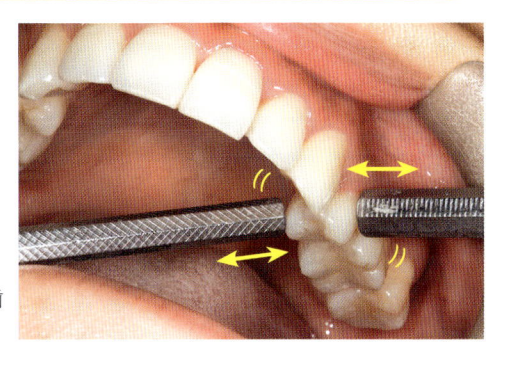

✅ チェックポイント5　滑走運動

　閉口運動，閉口した状態での左右・前後方向への滑走運動がスムーズに行えるかどうかを確認してみましょう（**図5**）．

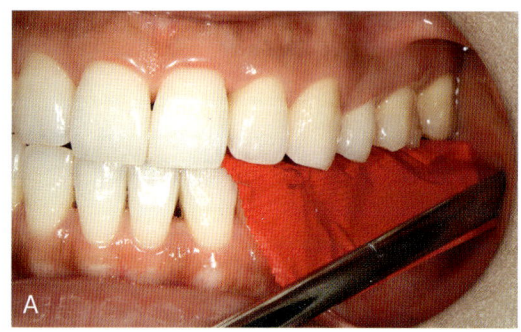

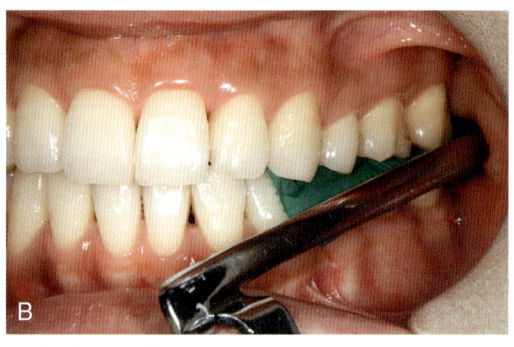

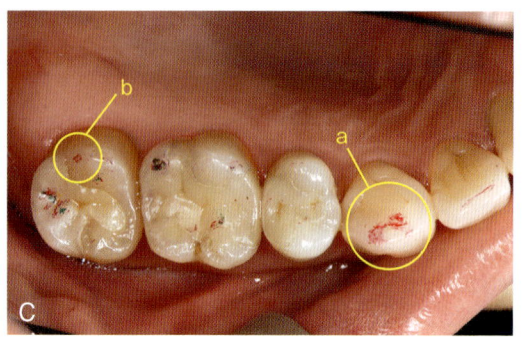

図5　滑走運動のチェック
A：咬合紙を挟んでかみしめ，左右側方運動をしてもらう．B：異なる色の咬合紙を挟んで咬頭嵌合位でかみしめてもらう．C：側方運動で付いた色は作業側あるいは非作業側の誘導路（a）あるいは干渉（b）である．

✅ チェックポイント6　歯の圧痕

　頬粘膜や舌縁に歯の圧痕があるかどうかを確認してみましょう．通常は，頬粘膜や舌に歯の圧痕が生じることはありませんが，かみしめ習慣やかみしめていなくても長時間閉口している習慣がある患者さんには特有の証拠です．歯の圧痕が生じるほどに閉口習慣があると，顎関節症に罹患しやすいということがわかっています．そのため圧痕の程度も調べましょう．もちろん閉口している間は唾液の流れも悪くなるので，自浄作用が失われ口腔内も不潔になりがちです（**図6**）．

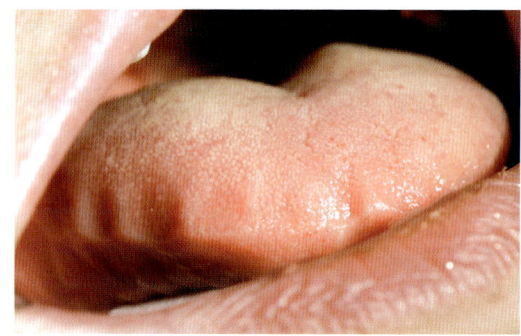

図6　歯の圧痕
かみしめが続くと舌や頬粘膜に歯の圧痕が残る．

✅ チェックポイント7　テンポラリークラウン

　テンポラリークラウン（最終補綴装置が装着されるまでの咬合支持や歯髄保護を目的とした暫間的修復物）は歯科治療で欠かすことができない要素ですが，基本は天然歯と同じ形状，機能を要求されます．そのほかにテンポラリークラウンは実験的にさまざまな形状を試みることができるので都合のよい技法です．歯科衛生士としてテンポラリークラウンを評価するときには，どこにチェックポイントを設定するとよいでしょうか．咬合と直接的に関係がない部分も含めて以下に示します．

1) マージンが合っていること．当然ながら隣接歯とのコンタクトは確保しましょう．
2) エンブレージャー，カントゥア，エマージェンスプロファイルなど歯の形状として最小限求められる形状を確認しましょう．
　①エンブレージャーは鼓形空隙と訳されていて，隣在歯とのコンタクトポイントの位置や形状によって食片圧入を防いだり食物の流れをよくしたりします（図7）．対合歯の咬頭が隣在する2本の歯の辺縁隆線に当たるときに（スタンプカスプ），2本の歯のエンブレージャーが適切でないと食片が圧入してしまいます．食片が逃げられる溝をつくりましょう．
　②カントゥアは図8のように歯肉を守る働きをするので適切な張り出しが必要です．大きすぎるとプラークトラップになり，小さすぎると食片の流れで歯肉を傷つけます．
　③エマージェンスプロファイルは歯肉縁下での補綴物の張り出しですが，張り出しが大きすぎると歯肉を圧迫して歯肉の循環不全を起こし，小さすぎると歯肉縁下にプラークが溜まってしまいます（図9）．

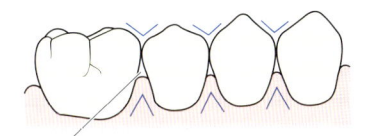

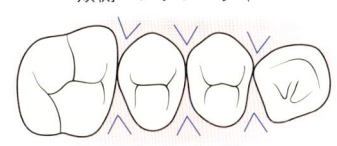

図7　歯列の各所にあるエンブレージャー（鼓形空隙）
食片圧入を防ぐために必要な鼓形空隙．食片がこれらの空隙を抜けて流れていく．

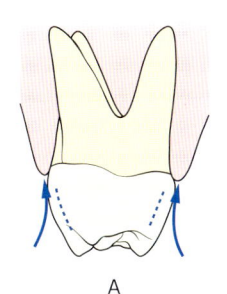

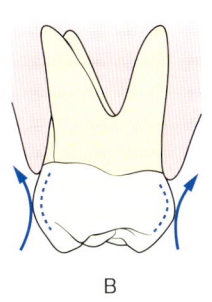

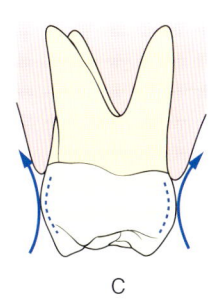

図8　カントゥア
A：アンダーカントゥア．食片の流れが直接歯肉に当たり，歯肉を傷つける可能性がある．B：オーバーカントゥア．食片の流れが歯肉を傷つけることはないが，豊隆部の歯頸部寄りにプラークが残りやすい．C：正常なカントゥア．食片がきれいに流れるので，歯肉を傷つけない．

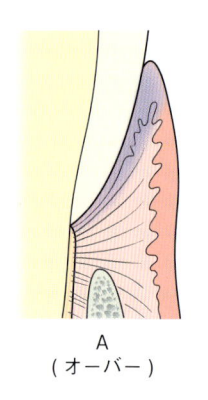

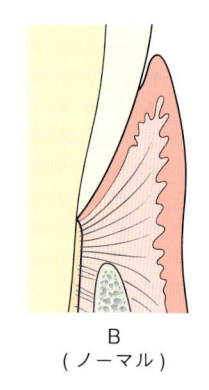

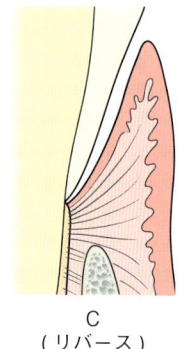

図9　エマージェンスプロファイル（歯肉縁下豊隆）
A：大きすぎる豊隆．歯肉を圧迫し，歯肉の循環障害を起こし，歯肉炎を生じるおそれがある．B：理想的な豊隆．歯肉を圧迫することもなく，食片の流入もない．C：少ない豊隆．歯肉を圧迫することはないが，歯肉との間にできた隙間に細かい食片が停滞する可能性がある．

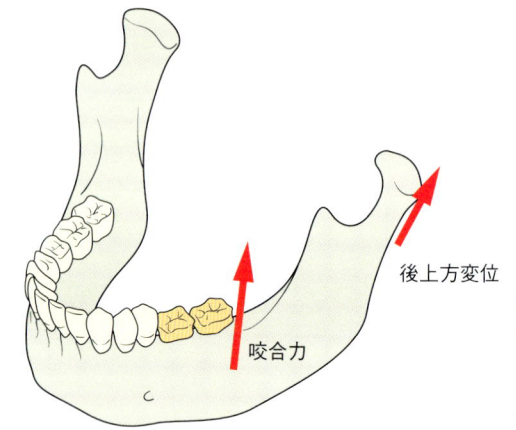

図10　低い咬合
破損をおそれて片側の臼歯部に低い咬合のテンポラリークラウンを作ると，低い側の関節に下顎頭の後上方変位を起こす原因になる．歯科医師に詳細なチェックをお願いすること．

3) とくに臼歯部において上下顎頬側咬頭の被蓋が適切でないと頬粘膜をかんでしまったり，違和感が強かったりします．同様に舌側咬頭においても下顎臼歯の張り出しと上顎臼歯の位置関係が悪いと違和感や舌をかんでしまうことがあります．

4) これらのことを守ってなるべく当該歯の解剖学的形態を再現するようにします．

5) 試適時に咬合関係を確認しましょう．まず高すぎるテンポラリークラウンは受け入れられません．適切な高さで解剖学的な咬合面形態をもっているべきです．左右側方運動，前方滑走運動にて干渉がないことが望ましいです．

6) 最も大切な項目が最後になりました．テンポラリークラウンといえども咬合は低すぎないことが大切です．低すぎると低い側の下顎頭が後上方変位を起こして顎関節の症状が出現することがあります（図10）．

✅ チェックポイント8　インレー

　インレーは一見，咬合とはかかわりが少ないようにみえますが実は大いに関係があります．インレーの咬合支持は，基本的には歯質で行うべきなのですが，インレーで咬合支持を得ることもまれにあります．インレーは形成された歯冠内に陥入しますので，力の入り具合ではくさびの働きをして歯を割ってしまうことがあります．感染歯質をすべて取り除いて残った歯質が薄いと歯の破折が起こるのです．したがって，咬合を考えた際に，大きくくさび力がかかって歯冠部の破折をきたさないように，咬合面を歯冠修復材料で覆う必要があります．このような形状をアンレーといいます．そのような設計にすると歯質をたくさん削りすぎているようにみえますが，実は歯を守っているのです．

✅ チェックポイント9　スプリントの取り扱い

　スプリントは顎関節症の治療や歯ぎしりによる外傷を防ぐ目的で用いられ，通常は夜間にのみ使用されます．使用目的によって微妙に形態や材料が異なりますが，基本的にレジンを用いているものがほとんどです．歯科医師が調整しますが，取り扱いの説明に関しては歯科衛生士に依頼するのが一般的です．

　歯科衛生士は着脱の方法，取り扱い，保管方法など日々の注意点を患者さんに指導します．かみあわせで最も気をつけなければいけないのは，保管を含めた取り扱いです．

【取り扱い法】
①熱で変形するので，熱湯消毒をしない．
②乾燥すると変形するので，常に湿度のある環境下に置く．
③清潔にしておく．歯ブラシや義歯用歯ブラシで清掃し，義歯洗浄剤に浸漬して洗浄する．洗浄剤は抗菌作用のある薬品が望ましいが，基本的に製品の取り扱い説明書に従う．
④基本的に夜間に装着するので，就寝前のブラッシング後に装着する．
⑤起床時にスプリントを外し，丁寧に清掃し，義歯洗浄剤に浸漬して保管する．
⑥旅行などの外出時には，スプリントのケースに入れて保管する．ティッシュペーパーにくるんでおくとゴミと間違えて捨ててしまうことがあるので注意する．

✅ チェックポイント10　心身医学的アプローチ

　医学の臨床に携わる人すべてが知っていなければいけない要素の一つが心身医学的アプローチです．とくに歯科領域では術者側からは理解のできない訴えをする例があります．そのなかでも多いのが，かみあわせの違和感です．患者さんが訴えている言葉を理解できないと術者側としては何もできません．この理解するツールが心身医学的アプローチなのです．

コンサルテーションと違って，カウンセリングは患者さんが気づかずにいる自分の問題点に気づいてもらい，自分で問題解決がなされ，癒され，行動変容がなされるように道をつくるような技法です．そのときに必要な基本姿勢として，観察，傾聴，確認，共感の4つの要素があるとされています．

1) **観察**

　患者さんの感情を表現する隠れたメッセージを探ります．鍵となる言葉や身体表現から見い出すことです．

2) **傾聴**

　患者さんの気持ちをそのまま受け止めて，傾聴する患者さんの話のペースを守るように話をしてもらいます．ところが，患者さんの話のなかに，自分と異なる意見やエビデンスのない治療を求める気持ちが出てくると，自然と私達の心のなかに「ちょっと違うのではないか」などと患者さんの話をストレートに聴くことを妨げるような気持ちがわいてくることがあります．これをブロッキングとよび，これによって患者さんが話す意欲を失うので，術者側はこの感情を脇におく必要があります．

3) **確認**

　患者さんの話の要点を言葉を換えて聞き返すなどして，話が伝わっていることを認識させます．これによって患者さん自身が自分の問題に気づくことがあります．言葉を換えることが困難な場合には，患者さんの言葉をそのまま使うオウムがえしでもよいでしょう．

4) **共感**

　共感は英語でエンパシー（Empathy）といいますが，感情移入とも訳されています．よく誤解される言葉にはシンパシー（Sympathy）という言葉がありますが，これは哀れみとか同情と訳されていて患者さんとの対話では禁物です．

　共感によって患者さんが自分自身の問題点を認識し，自分が求めているものは何かに気づくといわれています．

5) **患者さんの杖となる**

　1)〜4)までが基本姿勢なのですが，患者さんは術者側に本当に治るかどうか保証を求めていることが多いのです．ところが実際には術者側にしても治るかどうかわからないので保証はできません．そこで，私はいつもこう申し上げるようにしています．

「治ると断言はできませんが，必ずよくなります」

　このようによくなるといえる根拠は，なるべく何もしないようにして（歯科的に触ると悪化する例もあるので）理学療法だけで様子をみていると，必ず改善するのが人の体なのです．このような言葉で患者さんの心の杖となるように心がけています．

本書の参考文献

1) 森本俊文：ストレス・咬合と顎関節症とのかかわり. 補綴臨床. 1991. **24**(4):439-467.
2) 小林義典：歯牙タッピングによる臨床診断法. 日本顎機能学会　下顎運動とEMG論文集　昭和57年度；87-92.
3) 阿部伸一：日本人・外側翼突筋の走行および付着様式に関する研究. 歯科学報. 1992. **92**(10):1349-1365.
4) Mahan PE,Wilkinson TM,Gibbs CH,Mauderli A,Brannon LS.Superior and inferior bellies of the lateral pterygoid muscle EMG activity at basic jaw positions.*J Prosthet Dent*.1983;**50**(5):710-718.
5) 中沢勝宏ほか：臨床医による顎関節症への対応を考える4. 歯界展望. 2014, **123**(6):1169-1181.
6) 中沢勝宏：中沢勝宏の誰にでもわかる咬合論. デンタルダイヤモンド社, 2011.
7) 中沢勝宏：入門顎関節症の臨床. 医歯薬出版, 1992.
8) 中沢勝宏：下顎頭と下顎窩の骨学. 歯界展望, 2014, **123**(3):565.
9) 中沢勝宏：筋肉. 歯界展望, 2014, **123**(6):1141-1147.
10) 日本人深頭筋の解剖学的研究（1）歯科学報. 1959, 59.
11) 上條雍彦：口腔解剖学2　筋学. アナトーム社, 1996.
12) 東京医科歯科大学歯学部顎口腔総合研究施設編：顎運動とそのメカニズム. 日本歯科評論社, 1976.
13) 中沢勝宏：新入門顎関節症の臨床. 医歯薬出版, 東京, 2019.

さくいん

あ
アンレー……………………… 85
アンチクロックワイズ………… 70

い
イニシャルプレパレーション
　………………………… 11,12
イミディエイトサイドシフト
　………………………… 68,69,71
インプラント………………… 13
インレー……………………… 85

う
運動療法………… 15,16,43,52

え
エマージェンスプロファイル
　………………………… 83,84
エンブレージャー…………… 83

お
オウムがえし………………… 86

か
開咬…………………………… 2,6,8
開口運動……………………… 65
外側翼突筋………………… 75,76
下顎位………………………… 62
下顎運動……………………… 65
下顎頭…………………… 59,60
顎関節………………………… 58
顎関節の変形………………… 36
確認…………………………… 86
過重負担……………… 2,10,12
滑走運動……………………… 82
かみしめ………………… 14,15
かみしめ癖の発見法………… 13

が
ガム転がし…………… 15,20,25
顆路…………………………… 68
観察…………………………… 86
患者さんの杖となる………… 86
関節円板………………… 43,59,60
関節空隙……………………… 52
関節包………………………… 59
カントゥア…………………… 83

き
義歯…………………………… 13
共感…………………………… 86
筋……………………………… 73

く
空口時かみしめ……………… 64
クリステンセン現象………… 69
クリック音…………………… 65
クロックワイズ……………… 70

け
傾聴…………………………… 86

こ
咬筋……………………… 74,75
咬合採得……………………… 72
咬合紙…………………… 55,82
咬合性外傷…………………… 6
咬合のバランス……………… 18
咬合崩壊………… 22,29,30,36,42
鼓形空隙……………………… 83
ゴシックアーチ……………… 63

さ
最大咬頭嵌合位……………… 62
暫間被覆冠…………………… 3

し
歯根膜………………………… 9
歯周基本治療………………… 11
歯周病………………… 2,22,30
歯髄保護……………………… 83
歯肉縁下豊隆………………… 84
重度齲蝕……………………… 22
心身医学……………………… 85
心身医学的アプローチ……… 85

じ
ジグ…………………………… 63
ショックアブソーバー……… 60

す
スプリント…………………… 20
スプリントの取り扱い……… 85
すれ違い………………… 26,27
すれ違い咬合………………… 26

せ
精神疾患……………………… 50
接触滑走運動………………… 66
前方回転運動………………… 61
前方滑走運動………………… 61
前方滑走運動誘導路………… 67
前方誘導路…………………… 70

そ
早期接触……………………… 81
側頭筋………………………… 73
側方滑走運動誘導路………… 67
側方誘導路…………………… 71
咀嚼筋の筋紡錘……………… 74

た
タッピング位………………… 62

ち
中心位………………………… 63
中心咬合位…………………… 62
蝶番…………………………… 58

て
テンポラリークラウン……… 83

な
内側翼突筋…………………… 77
ナソロジー…………………… 63

は
歯の圧痕……………………… 82
歯の形態……………………… 72
歯の動揺度…………………… 81

ひ
被蓋……………………………… 44

ふ
フレミタス……………………… 81

へ
閉口運動………………………… 80

ほ
ポステリアサポート……… 42,80
ポッセルトフィギュア………… 65
補綴物の対合歯………………… 9

ゆ
誘導路…………………………… 66

【著者略歴】

中沢　勝宏（なかざわ　かつひろ）

1946 年	東京都江戸川区生まれ
1970 年	東京歯科大学卒業
	東京歯科大学大学院歯学研究科口腔外科専攻
	顎関節症における下顎運動の分析
1974 年	東京歯科大学口腔外科学教室助手
1975 年	東京都墨田区にて歯科医院開業
	同時に中沢顎関節研究所併設
	現在に至る

歯科衛生士にも知ってほしい
かみあわせの本
ペリオにもかかわるの？　　ISBN 978-4-263-42184-0

2014 年 9 月 15 日　第 1 版第 1 刷発行
2022 年 4 月 10 日　第 1 版第 4 刷発行

著　者　中　沢　勝　宏
発行者　白　石　泰　夫
発行所　医歯薬出版株式会社

〒113-8612　東京都文京区本駒込 1-7-10
TEL.（03）5395-7638（編集）・7630（販売）
FAX.（03）5395-7639（編集）・7633（販売）
https://www.ishiyaku.co.jp/
郵便振替番号　00190-5-13816

乱丁，落丁の際はお取り替えいたします　　印刷・木元省美堂／製本・榎本製本

© Ishiyaku Publishers, Inc., 2014. Printed in Japan

本書の複製権・翻訳権・翻案権・上映権・譲渡権・貸与権・公衆送信権（送信可能化権を含む）・口述権は，医歯薬出版(株)が保有します．

本書を無断で複製する行為（コピー，スキャン，デジタルデータ化など）は，「私的使用のための複製」などの著作権法上の限られた例外を除き禁じられています．また私的使用に該当する場合であっても，請負業者等の第三者に依頼し上記の行為を行うことは違法となります．

JCOPY ＜出版者著作権管理機構　委託出版物＞
本書をコピーやスキャン等により複製される場合は，そのつど事前に出版者著作権管理機構（電話 03-5244-5088，FAX 03-5244-5089，e-mail:info@jcopy.or.jp）の許諾を得てください．